找回错过的春天

春天

14个孤独症儿童训练案例手记

王 晶 著

U0391457

中国妇女出版社

图书在版编目（CIP）数据

找回错过的春天 ：14个孤独症儿童训练案例手记 /
王晶著． -- 北京 ：中国妇女出版社，2021.1
ISBN 978-7-5127-1900-2

Ⅰ.①找… Ⅱ.①王… Ⅲ.①小儿疾病－孤独症－康
复训练 Ⅳ.①R749.940.9

中国版本图书馆CIP数据核字（2020）第173894号

找回错过的春天——14个孤独症儿童训练案例手记

作 者：	王 晶 著
责任编辑：	耿 剑
封面设计：	季晨设计工作室
责任印制：	王卫东
出版发行	中国妇女出版社

地 址：	北京市东城区史家胡同甲24号	**邮政编码：**	100010
电 话：	（010）65133160（发行部）	65133161（邮购）	
网 址：	www.womenbooks.cn		
法律顾问：	北京市道可特律师事务所		
经 销：	各地新华书店		
印 刷：	三河市祥达印刷包装有限公司		
开 本：	165×235 1/16		
印 张：	17.5		
字 数：	215千字		
版 次：	2021年1月第1版		
印 次：	2021年1月第1次		
书 号：	ISBN 978-7-5127-1900-2		
定 价：	69.80元		

版权所有·侵权必究 （如有印装错误，请与发行部联系）

拿到王晶老师关于孤独症儿童训练的书稿并全部看完以后，我被她所做的工作以及所写的书稿感动。作为一位专业康复人士，她的这本书既可以帮助到孤独症谱系障碍（ASD）的患儿及其家长，给他们提供专业性的康复和训练方法；也可以将先进的康复理念和解决ASD患儿训练过程常见问题的方法一点点、手把手、穿针引线似的呈现出来，以飨读者。

罹患ASD的孩子和他们的家庭饱受疾病带来的社会歧视、经济压力、康复漫长、入托难、入学难、就业难等之苦。家长们面对孩子的疾病会经历茫然、困惑、否认、情绪低落、接受和面对现实、积极应对等各种心路历程。早期，家长们为了帮助孩子，四处求医问药，期望不同的医生对孩子的疾病进行诊断后否定曾经被给出的自己不能接受的结果，茫然、困惑、否认、情绪低落伴随着他们生活的日日夜夜。在经历了痛苦的挣扎以后，家长们才会认识到孤独症的本质和患病孩子的真正需求，这个时候，他们才能够接受和面对现实，并且积极应对困难，寻找一切资源去帮助孩子。本书的作者王晶老师通过每一个故事，将一个个心情困顿的家长，带回到亲子愉悦的家庭氛围中。

从本书中，家长们可以学会在日常生活观察患儿的异常行为，例如常见的刻板行为、重复行为、攻击行为、目光回避行为、孤僻行为、离家出走、不顾危险行为。家长们可以从书中患儿的行为和语言来了解症状的性质，学会解决患儿常常遇见的生活困难。同时，书中也为家长们提供了解决这些困难的方法和建议，简单可行，方便实用。

临床医生、康复从业人员及相关专业人员在加强对孤独症儿童教育训练的同时，也不能忽视其父母的压力及焦虑、抑郁情绪。尤其是对孤独症儿童的母亲，应为其提供专业的支持和疏导，缓解其高压力和不良情绪的影响，改善孤独症患儿父母的身心健康。

在机构的康复训练过程中，同样需要父母充分参与教育训练。在家中教育患儿学习适当行为，减少异常行为的产生，使患儿将在课堂中学到的技能和行为能够泛化至日常生活中；反之，亦可以在家庭中学到新的行为。

书中还提到了融合教育。融合教育运动起源于对智力障碍和ASD儿童家长希望患儿在正常教育环境中接受教育的强烈要求。家长们坚信，患儿融入正常教育环境是他们的权利，同时他们还认为融合教育可以促进孩子们社交技能的发展。ASD儿童接受融合教育面临着很大困难，因为接受融合教育的ASD儿童本身存在社交互动障碍和行为异常，甚至会导致他们不能接受教育或者接受特殊指导。融合教育给ASD儿童带来的好处是可以增加他们的社交技能，与正常发育儿童待在一起可以改善ASD儿童的行为模式。

ASD儿童的适应不良行为（Maladaptive Behavior）是很常见的，包括自伤行为、退缩、不合作行为、攻击行为和损坏财物等行为，它会严重干扰患儿的日常活动，给家庭教育和家庭生活带来极大的影响。在本书中，作者通过自己对ASD儿童的康复训练过程，给家长们指出了应对适应不良行为的具体方法和技巧。

在书中，可以感受到作者满满的爱心，在充满智慧的字里行间可以体会到她给大家奉献的各种康复技巧。从建立规则、延迟满足，到训练专注力和与人交流，她使用专业的手段和策略，将康复儿童在康复训练中学到的技能泛化到生活里，迁移到家庭中。在隐隐约约的背景中，又会发现她在对ASD儿童长大成年后的担心、思考、提醒和建议。

衷心地希望本书给有特别需要的读者们带来帮助，他们一定是这样一群人：倾心于帮助特殊儿童的专业人员、医护人员、康复人士、志愿者和社会人士；热心于从事儿童康复事业的教育、福利、助残、职业辅助领域的人士；耐心于从事ASD相关研究领域的科研人士和需要实用而具体康复技巧的家长们。

上海交通大学医学院附属精神卫生中心

主任医师、教授、博士生导师

杜亚松

2020年6月于上海

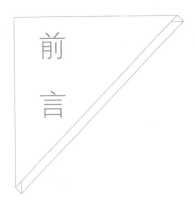

前言

1

　　在我们的生活中，有这样一群孩子，他们像世界的旁观者一样存在着。他们游离于其他孩子的游戏之外，鲜少主动参与；难以理解他人的言语，会发出一些奇怪的语音或说一些奇怪的词句；对同龄孩子的爱好兴趣乏乏，却有着异乎寻常的个人偏好；他们看世界的角度总有些出人意料，在重重困惑中固守着自己的行为模式。这些孩子，就是我们常说的儿童孤独症或自闭症，专业人士称为孤独症谱系障碍。

　　随着医学的进步以及知识的普及，人们对孤独症有了越来越多的了解，也发现、识别出了越来越多的患者。几年前，大众普遍认为孤独症的发生率在1/100左右，而2020年3月美国疾病控制与预防中心的统计数据显示，美国儿童孤独症谱系障碍发生率已由2010年的1/110，上升至2020年的1/54。同时相关统计数据也显示，中国的儿童孤独症谱系障碍发生率达到0.7/100，目前全国约有超过1000万孤独症谱系障碍人士，其中12岁以下的儿童有200多万。

　　孤独症谱系障碍这样一个数量逐年增加的群体，已经越来越引起社会的关注。联合国大会把每年的4月2日设立为"世界自闭症关注日"，以提高人们对自闭症（孤独症、孤独症谱系障碍）群体的关注。对于孤独症患者，如果幼年时基础能力有限，未能及早接受科学的康复训练，后期将难以正常地生活、入学、就业，更无法适应和融入社会，需要家庭持续地照料。对有孤独症患儿的家庭而言，孩子需要亲人长期的陪伴支持，生活、康复需要持久的经济支出，漫长的康复治疗过程需要家长不懈地努力和付出，这些都给家庭带来了巨大的经济压力和心理压力，令很多家长身心疲惫不堪，对未来茫然困惑。

本书的初衷就是希望能借助孤独症康复训练的案例，可以给家长、治疗师一些信心：无论何种情况，我们都能有所作为，陪伴孩子们一路前行。对于这些患儿，他们难以像正常儿童一样游戏、学习和社交，就如同错过了生命中充满生机的春天，无法享受快乐的童年时光。虽然错过了生命的春天，但治疗师、家长可以陪伴、引导孩子睁开双眼，去观察世界，感受生命的四季，欣赏绚烂的人生风景。

2

作为一名儿童精神科医生和心理治疗师，我早前并未接受过儿童康复、特殊教育等专业的系统训练。儿童孤独症的临床症状众多，包括言语、认知、社交及适应行为等多方面的异常。从我一开始从事儿童精神科及心理治疗工作，就不可避免地接触到了很多孤独症儿童。作为一种广泛性发育障碍，有众多关于孤独症的心理学假说理论，其中有一些理论，如应用行为分析理论、心智理论、执行功能障碍理论等，已经广泛应用于孤独症治疗的临床实践。当我运用自己的专业知识去帮助这些孤独症儿童时，越来越意识到，孤独症儿童的训练应当构建起一个立体的身心康复体系。于是，我在努力提高自身专业水平的基础上，学习了相关的儿童康复知识，并不断在工作中进行了运用和实践。

我接触到的第一位孤独症儿童是小宝（化名）。2006年，我在华中科技大学同济医学院吴汉荣教授的指导下，全程参与了小宝的康复训练。当时的小宝2岁8个月大，没有语言，走路不稳，认知能力严重落后，存在明显的刻板行为。经过一年多的康复训练，小宝能够开口说话了，认知、语言、运动能力都提升得非常明显。在她4岁大时，顺利地进入了幼儿园学习。这是让我印象非常深刻的一个案例。在当时，孤独症训练资料并不多，也缺乏专业培训的情况下，我查阅了大量的国外研究资料，并结合儿童心理学专业，和几位心理治疗师一起设计了各项训练内容，同时配合家庭的心理干预，取得了不错的效果。我至今仍然记得每周末大家聚集在一起讨论案例，调整、制订下周训练计划的场景。

现在看来，当时的工作经验尽管有些不足，但基本上还算符合康复训练的相关原则。小宝本身能力尚可，而且开始接受训练时的年龄小，训练方案比较符合她的自身特点。再加上对小宝家人进行的心理辅助，让家庭成员保持了较为稳定的情绪，能理解和配合进行训练。在多方因素的综合作用下，小宝的状况才有了明显的改善和进步。

2008年，我进入武汉的一家精神疾病专科医院，进行儿童青少年精神、心理疾病的诊断与治疗，工作对象主要是学龄以上的儿童和青少年。数年后，我再次进入医院新成立的儿童康复科室，开始了低年龄儿童的精神科评估、诊断，以及康复、心理治疗工作，工作对象以孤独症、精神发育迟滞、多动症、抽动症等患儿为主。于是，我重拾专业资料，参加各类培训，学习并掌握了与孤独症相关的最新评估、训练知识，协助开展了科室的各项评估和康复训练课程、心理治疗内容，包括：PEP评估（心理教育量表）、S-S语言发育迟缓检查法、DTT回合式训练、结构化训练、地板时光训练、感统训练、社交团体课程、语言团体课程、孤独症合并多动症儿童的康复训练、学龄期孤独症的衔接康复训练、阿斯伯格学龄儿童社交团体心理治疗、孤独症家长专业培训、多动症家长专业培训、家长心理支持团体小组、高年龄孤独症儿童心理治疗……

在工作过程中，我和孩子、家长们一起努力着，成长着，期待孩子有一天会像花朵一样成功绽放。身处其中，也逐渐有了记录自己工作内容的想法，并希望自己的文字能够带给众多家长一些启发，让他们能更有信心、更科学地陪伴孩子的成长。也希望通过个人的一些经验和感受，与治疗师同行们交流，互相促进，更好地协助孩子、家长进行专业康复训练。于是，历经五六年时间，我选择记录了训练中的一些典型案例，又花了一定时间去整理与写作，便形成了本书。

3

本书内容所涉及的案例，均来自我在工作中接触过的孤独症儿童，所记录的内容都是节选自和他们共同成长的经历。其中，有成功的案例，也有不太成功的案例，但这些都是在真实的康复训练中具有代表性的问题，相信大家在阅读时也会深有感触。

为了保护个人隐私，我对文中相关信息做了一定处理，隐去了孩子的真实姓名，对性别、年龄等个人信息以及家庭信息也进行了处理。每一章的案例并非特指某一个孩子，而是将孤独症的不同典型表现集中放在某一个人物身上进行讲述。这样也会更集中紧凑，比较有代表性。

在考虑写这本书时，我选择以训练实例的形式来写作，而并非以纯理论或指导性的方式展开，因为这样贴近实训，让人有真实感且易于阅读。每章的训练故事都是从真实案例而来，家长或治疗师也许会在其中发现共通之处，希望能对大家所关注的类似问题有些启发，能给大家一些信心。尽管是直叙性地讲述，我也将一些基本理念、训练方法，以及部分对家长的指导建议以通俗易懂的语言涵盖其中，希望能在具体问题上对家长和治疗师们有所助益。我也希望本书的受众能更广些，除了与专业人员、孤独症家长交流外，更希望关心孤独症的人们能对孤独症儿童的情况有所了解，给予这样的孩子和家庭一些鼓励和支持。

4

当下，孤独症康复训练的方法五花八门，形式多种多样，康复训练的效果也存在较大差异。作为孤独症儿童的家长或者治疗师，需要用智慧去甄别，选择经过科学验证、对大部分孤独症儿童切实有效的方法进行训练，对于一些偏门的方法需要保持谨慎的态度。

但是无论采用何种理论、方法，最重要的几点基本原则需要注意。首先，接受孩子存在的问题，真实地评估和明确孩子的能力水平；其次，根据孩子的能力、特点，选择个性化的训练内容，进行有针对性的康复训练；再次，与孤独症儿童的家长及家庭进行深入的沟通、指导，确保家庭对孤独症儿童的理解、包容和进行科学教育；最后，治疗师较好的专业水平、耐心与付出也是必不可少的。除此之外，社会的宽容与了解、给予政策性的支持，提供相关资源也都会成为孤独症儿童康复的重要助力。

如果这些方面的条件都具备了，孤独症儿童的康复训练就可能有更多的进步，更大的成功希望，孩子们可能有更美好的未来，他们生命中错过的春天必然会在人生中再次绽放！

王 晶
2020年5月于武汉

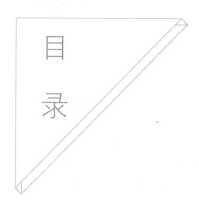

目录

CHAPTER

1

第一章

改变从家庭开始

多方位的训练与配合是语言
突破的前提

一、面对一个语言功能退化的小孩 / 002

二、和家长的交流是迈出的第一步 / 004

三、我的珠子，我的爱 / 006

四、金口难开 / 011

五、我可以很棒 / 021

六、共同成长的家庭 / 025

CHAPTER

2

第二章

爱哭的"洋娃娃"

从情绪的改善到学会生活自理

一、什么时候是正确的开始 / 028

二、个训室里的暴力"洋娃娃" / 032

三、小小"工程师"的养成 / 037

四、自己的事情自己做 / 041

五、未来可期 / 045

CHAPTER

3

第三章
同向而行
共同一致的努力是疗效的保证

一、没有眼神交流的初次接触 / 048
二、陪伴也是训练的一部分 / 050
三、不能安坐的轩轩 / 054
四、艰难的数学之旅 / 058
五、训练方式的一致 / 065
六、家庭配合协作的重要性 / 071

CHAPTER

4

第四章
维尼的世界
独特的行为模式或爱好
也是助力

一、活泼多动的维尼 / 074
二、"小猴子"的变化 / 077
三、请叫我"破坏王" / 084
四、我的世界有点儿吵 / 088
五、个性化的训练产生效果 / 093

CHAPTER

5

第五章
花开无声
从关切的问题入手给父母
带来信心

一、悲伤的故事 / 096

二、最好的期望 / 099

三、爱你在心口难开 / 103

四、别脱了！宝贝 / 108

五、我要吃得更多 / 112

六、妈妈的期待与不舍 / 115

CHAPTER

6

第六章
谁动了我的座位
刻板行为的改变与家庭对
现实的接受

一、魔力小纸片 / 118

二、走自己的路 / 125

三、谁动了我的座位 / 131

四、享受快乐时光 / 136

CHAPTER

7

第七章
**小小的我，
大大的进步**

循序渐进，从孩子自身
能力出发

一、艰难的开始 / 141

二、音乐敲门砖 / 145

三、助力催化剂 / 150

四、急于求成的父母 / 155

五、点滴进步会迎来大大提高 / 162

CHAPTER

8

第八章
**难以背上的
小书包**

努力奔向我们所向往的
学校生活

一、艰辛的求学之路 / 164

二、背上书包去学校 / 166

三、报告老师 / 171

四、请叫我"迷宫大师" / 174

五、我在说什么 / 178

六、我的桌子，我的学习 / 182

七、做好长期训练的准备 / 187

CHAPTER

9

第九章
微笑天使
一则高功能孤独症儿童
训练案例

一、孤独中成长 / 191

二、不只是微笑 / 194

三、言我所见 / 198

四、"天使魔爪" / 205

五、在关怀中继续前行 / 209

CHAPTER

10

第十章
暴力对对碰
对暴力攻击性行为的认识
及应对

一、被排斥的小白 / 213

二、相爱相杀的母女 / 220

三、家长的态度与陪伴 / 227

CHAPTER

11

第十一章
我不想长大
高年龄孤独症儿童的
社会适应情况

一、狂风暴雨 / 231

二、奇特的感觉 / 238

三、世界的美好 / 243

四、多方合作，协同努力 / 246

附录一：关于自行评估、残联补贴、选择康复机构给孤独症
儿童的家长几点参考 / 247

附录二：儿童心理行为发育问题预警征象筛查表 / 254

附录三：孤独症行为筛查量表（ABC） / 255

附录四：DSM-5之孤独症（自闭症）谱系障碍 / 258

附录五：ICD-10之孤独症诊断标准 / 260

改变
从家庭
开始

多方位的训练与配合是
语言突破的前提

对于所有孤独症患儿家长们来说，言语交流障碍的改善似乎是他们期盼奇迹发生的开始。然而，孤独症儿童不善表达或不开口说话，并非代表他不能说话。关键问题的突破，有时候是从非言语交流开始的。在本章的讲述中，语言能力退化的孤独症患儿东东语言能力的突破，与他母亲和治疗师的配合以及整个家庭的改变密不可分。

和孩子们一起工作，就像做考古挖掘工作，在此过程中你永远不知道会发现什么。每个孩子都像一个谜，等待我们去揭开谜底。你永远不知道这个和你一起学习的孩子会变成什么样子：有些孩子刚来时表现比较差，似乎困难重重，但是经过一段时间的学习、训练，他们可能进步飞速，仿佛破茧而出的蝴蝶，带给你意想不到的惊喜；而有些孩子开始时看似还不错，有一些基础能力，但进展缓慢，像小蜗牛一样，需要循循善诱，才能按自己的步伐前进。所以，每当和一个新接触的孩子一起工作时，就像面对一个神秘的世界，等待着我和家长们一同去开启走进这个世界的大门。

一、面对一个语言功能退化的小孩

东东是在4岁多的时候来到医院的。来的时候感觉他就像一只封闭的小乌龟，胆小、怯懦地躲在妈妈身后，不愿意与人接触，眼睛不看人，也基本上不说话。他最常做的动作就是鼓着小腮帮子，舌头在里面打转，或者会含上一泡口水反复吞吐玩乐。以至于在日后的训练中，我总有一种危机感，以为他一不高兴，就会将口水喷到我身上。实际上，在我的工作中也确曾发生过这样的情况，有时候身上会被孩子或抹上，或喷上一些鼻涕、口水之类的东西，也不得不顶着口水"雨"或"敷"着口水"面膜"给这些患儿进行训练。

听陪同的妈妈介绍，东东小时候发育还比较正常，11个月大的时候会开口出声，1岁3个月时会走路，说话也基本正常。但是到2岁左右，爸爸妈妈突然发现他的语言减少了很多，不爱说话，也不怎么理人；更喜欢一个人玩儿，而不和同龄人玩儿。到3岁上幼儿园时，这类表现更加突出，他从不主动参与集体活动或游戏。当老师要求他和小朋友一起玩儿时，他有时候也能被动地参与，但总是一副快快的、毫无兴趣的表情。老师上课时他也坐不住，经常按自己的喜好站、坐、走动，一副旁若无人的样子，对老师的指令也很难服从。在学习方面，东东表现得尤为被动，对于他不想学习的东西，进行起来就特别困难。但是在家人的要求下，他也能记忆并背诵一些唐诗、英语单词，以至于大家都觉得他的能力其实还不错，只是不太喜欢表达而已。

东东还存在一些让人很头疼的行为问题，比如他喜欢按一定的规律排列物品。一开始是自己的玩具，后来发展为家里的物品。他按某种规律摆放后，不许家人随意改变，如果发现被挪动了位置，就会大发脾气，哭闹不止。有时候，东东也会做一些奇怪的动作，而且不知从何时起，这种行为成了他的日常习惯：他必须在某个时间做一组奇怪的动作后，才肯继续后面的活动，如同每日打卡一般固定不变。

到4岁的时候，东东的语言仍然非常少。平时基本上都是沉默不语，只是在父母的反复要求下，有时候才会说一两个字词，而且无法说出一个稍长的完整句子。加上他始终困扰的人际交往问题，让家长和幼儿园老师们开始感觉到这不仅仅是惜字如金的问题了。于是，家长开始带他到医院就诊，经过检查评估，最后被诊断为"儿童孤独症"。想到他都已经4岁半了，语言和认知能力如此有限，也难以适应幼儿园的生活，家长经过考虑后决定带他来进行康复训练。

东东的兴趣范围狭窄和刻板的行为模式，与一般的孤独症儿童表现类似。但他在2岁之前的发育都是正常的，学走路、学说话，与家人相处看似正常。其突然发生语言、交往、行为方面的倒退而出现自闭症的症状，我们一般称之为退化型自闭症。退化型自闭症儿童，尤其是语言方面的退化明显，有些患儿可以通过强化学习、训练重新恢复语言能力，有些则会持续退化，直到完全失去语言。

训练方案

语言落后的低年龄孤独症儿童，我们可以按照语言发育的规律方法去教他、帮助他逐步学习语言，进而获得语言能力。但如果一个年龄稍大的孩子曾经有语言，但后来出现退行，语言逐渐减少，甚至变得几乎没有语言，这样的孩子有些可以通过学习、训练重新恢复语言能力，有些则会持续退化，直到完全失去语言。所以，一旦发现孩子有退行性的表现，需要立即开始进行正规、密集的康复训练，尽可能地延缓或扭转其语言的退行趋势。

因此，面对含着一泡口水、躲在妈妈身后不理会我，也没有兴趣进行学习的东东，我的确感到了一些压力，他最后会发展成怎样的情况，我也毫无把握。

二、和家长的交流是迈出的第一步

出于责任，我还是和东东的妈妈说明了可能出现的各种情况，让她做好心理准备。东东的妈妈是个很乐观、积极的人，表示愿意配合我们，并尽最大的努力去帮助东东，无论结局如何，都会努力试试。面对东东妈妈的信任，我也很受感动，有了一定的信心。

在儿童康复训练中，家长的态度非常重要，会很大程度上影响到治疗师和孩子。我在康复训练中，一般会花不少时间去和家长沟通。当家长保持积极、乐观的心态以及对治疗师采取充分信任的态度，那么在进行陪伴时，也就能更好地理解孩子，并努力去探索孩子出现各类问题的原因，以及寻找可以解决的方法。而不会在孩子出现问题时习惯性地批评，甚至打骂孩子，以此宣泄自己面对孩子时的挫败感和对未来的恐惧情绪。

作为治疗师，我们所能做的不仅是对孩子进行康复训练，还需要和家长沟通，对他们进行专业知识科普。我们要尽可能地帮助家长建立信心，培养他们的专业技能，让其能以科学、温暖的方式更长久地陪伴孩子成长。再优秀的治疗师也无法替代孩子父母的角色，因为只有父母是能陪伴孩子最久的人，治疗师只是一位短暂陪伴的引路人，后面漫长的道路都需要家长来陪伴前行。

和东东妈妈的交流无疑是一个良好的开始。孤独症儿童的训练必须是专业机构的指导和配合下采取家庭训练为主、机构训练为辅的模式，这样才更有利于孩子的改变。就东东的训练结果来看，他日后所取得的一些进步，尤其在言语交流上的突破，和东东妈妈的配合是分不开的。

在孤独症的康复训练中，治疗师和家长的交流非常重要。家长对孩子症状的理解、对孤独症知识的认识、对康复训练技能的了解，决定着康复训练的疗效。治疗师需要和家长积极沟通，帮助家长尽可能地掌握相关知识、技能，促使家庭训练和机构训练相结合，最大化地帮助孤独症儿童取得进步。

训练方案

所有的家长，尤其是父母，都需要意识到一件事：孩子是自己的孩子，无法依靠他人，自己才是孩子最重要的老师！父母需要不断地去学习与自我成长，在孩子学习、成长的同时，也要陪伴他们一起学习、成长！家长需要抱着独当一面教育孩子的心态，积极主动地和治疗师建立良好的沟通交流模式，尽可能地掌握相关知识和技能。

三、我的珠子，我的爱

东东的语言训练，从一开始就不是一件轻松的事情。这一点我早有准备。但是和大多数孤独症儿童一样，在语言训练开始的同时，也需要在其他问题上有所改善。对东东来说，如何改善他的刻板行为是我首先要面对的。东东上过一段时间的幼儿园，家人也教过他一些知识，所以还是具有一定认知能力的，比如他对常见物品名称掌握得都还不错，但也仅限于用手指指认。此外，对于一个4岁半的孩子而言，小肌肉的能力应当是不错的，但东东则不然。在给他做能力水平评估时，其中一个项目是拿笔涂鸦，但他似乎连握笔都不会，更不用说拿笔涂鸦了。考虑到他的这一情况，我尝试着让他通过玩儿玩具，来提升小肌肉的能力。于是，我和东东的第一次共同工作，就是从相对容易的穿珠游戏开始的。

1.惯用手的培养

第一次玩儿穿珠游戏时，我示范着用带小棒的绳子穿过几颗串珠，然后轻轻摆动绳子，绳子带动着串珠里面的小铃铛叮当作响，听起来有些悦耳。东东颇有兴趣地试了试，但双手的配合并不太好，棒子没有插入到孔洞中去。他又试了一次，仍旧没能成功。他有点儿烦躁了，开始哼哼唧唧，眼神四处游离。我扶着他的左右手，辅助他进行了一次，然后赞扬了他。他似乎没有关注到我的赞扬，但是对绳子穿过了珠子这个结果很满意。于是他有些着急地去拿下一颗串珠，还是没能穿过去，我又给予了辅助。于是，一颗接着一颗……就这样，在无声的互动中，最终穿好了一串。他颇有兴致地玩儿着这一串叮当响的串珠，也似乎接受了串珠游戏。

几天的练习后，他的左右手配合好了一些，也可以穿大号的串珠了。但我发现他没有惯用手，拾取串珠或者拿绳子时，左右手较为随机。经过数次观察，结合先前的能力评估，以及从东东妈妈那里所了解到的情况，我决定将右手培养为他的优势手，也建议妈妈在吃饭、写字时尽量引导他去使用右手。当然除穿珠游戏外，在玩儿其他游戏时，左右手的使用是可以随意的。

在东东可以穿过串珠后，我开始辅助他练习左右手交替配合，具体的方式为：当他右手拿绳子穿过串珠后，要将绳子递到左手；用右手将串珠撸到绳子末端，再将左手的绳子递到右手，进行下一次操作。这样也就始终保持右手持绳、左手拿串珠，既可以练习双手的交替协调能力，也锻炼了手眼协调能力。

因为东东并不是确定的右利手，交替配合穿珠训练起初进行得并不太顺利，需要我不断地进行辅助。经过几天的训练后，他渐渐习惯了这样的交替模式。随后，我减少了辅助，只是在他出现错误时用手指一指，他就能马上修改过来，并以正确的方式进行下去。后来，他不再需要任何的辅助，按照这样的模式进行，穿珠的速度越来越快，数量也越来越多。

随着东东掌握了穿珠的方法、双手协调能力的提升，同时配合感觉统合方面对肌肉的训练，一段时间后，他能成功穿取的串珠也逐步从大号过渡到中号、小号，绳子也从带小棒的串绳到比较硬的塑胶绳，再到普通的鞋带。以上任务他都能配合协调，轻松完成，专注力也较前有所提升。

2. 刻板行为的改善

在对东东的进步感到欣慰并考虑稍微增加一些难度的时候，我注意到一个新的情况：东东每次穿珠时都有自己的规律。比如在进行水果类穿珠游戏时，他必然是一个西瓜串珠，再一个草莓串珠，接着是菠萝串珠……每次他都会按这个规律进行，如果缺了这个规律中的某一个串珠，他就会在盒子里反复翻找，直到找到再继续。

我向妈妈询问东东在家的情况，妈妈称东东从小就有类似的习惯，喜欢按某种规律排列物品，比如汽车玩具，他都会按某种规律摆放整齐，而且不允许任何人去改变汽车的位置。

对于东东的刻板行为，我做出了一些调整。在穿珠项目上，我要求他首先从盒子里自己抓两大把串珠放到一个小筐子里，抓出来的这些串珠就是他本次需要穿的，然后我会把串珠盒子收起来，不允许他再从盒子里挑拣。因为每种可供游戏的串珠数目不一，他也就无法完全按照自己先前的规律去进行了。

当他穿完几组串珠过后，便发现缺少某些串珠，无法按他自己先前的规律继续进行时，情绪开始有些焦虑，哼哼唧唧，不愿意继续下去。我在一旁鼓励，并告诉他，只需要穿一个随机的串珠就可以结束这个项目，然后就可以玩儿他喜欢的玩具了，同时我也会帮他穿好这一颗珠子。开始时，东东始终对那个不在规律内的串珠耿耿于怀，势必要从绳子上取下来。我拒绝了他，把穿好的珠子收起来，告诉他结束了，然后拿出玩具和他一起玩儿。尽管东东惦记着那颗"错误"的串珠，眼睛四处寻找放串珠的小筐子，但由于目睹我将它们收了起来，且受到眼前喜欢的玩具吸引，也就忘记了串珠的事情，开始玩儿玩具。

这样重复几次后，他似乎也不太介意我帮他多穿一颗"错误"的珠子，并且逐渐从一颗增加到了五六颗。在穿完整串珠子后，我会让他把玩一会儿，再要求他把串珠一颗颗取下来。随后，结合当时我们经常练习的"选择"项目，即当只剩下规律外的串珠时，我会随机拿2个水果串珠问东东："东东，你是想要桃子，还是葡萄？"由于平时我们在使用强化物时都会让他二选一，他已经适应了这样的方法。于是，他考虑了一下，手指了一下葡萄串珠，我便将珠子递给了他，他自己顺其自然将其穿了进去。借助"选择"的方法，在他穿了多颗规律以外的串珠后，我会让他自己选择把剩下的全部穿起来。

终于，他接受了部分串珠可以不按照自己的规律排列，也能保持情绪比较平静且独立地进行穿珠，并完成所有的随机串珠。看到东东不再那么固执，我稍微松了一口气。这样的刻板思维和刻板行为在孤独症儿童中非常常见，这是他们应对世界的方式，重复刻板的模式让他们感觉到世界是可以以某种方式被理解，也让他们在规律的重复中感到安全。

3.刻板范围的拓宽

于是，我开始加入一些新的动物串珠，比如鱼形串珠、马形串珠等，这些串珠两端的洞口距离较远，需要更高的专注力和手眼协调能力。东东看到新串珠的第一反应不是好奇，而是表现出非常强烈的抵触情绪。当我把新串珠放到桌上时，他试图要将串珠丢到地上。如果我不允许，他会不断尖叫，甚至哭闹，拒绝做任何的训练和学习，表现出一副"有它无我"的态度，坚决不允许新串珠出现在自己的视线范围内。我意识到，他的刻板行为的改善只是稍微拓展了一下刻板的范围，将所有穿过的同类串珠纳入了自己的认知世界，但对新的串珠仍是排除在外的。

考虑到东东强烈的抵触情绪，我将新的串珠放到另外一张桌上，让他可以看到，但是无法拿取。东东探出身体，试图要抓到它们。我阻止了他的行动，并反复告诉他："我们不穿这个新串珠，它只是放在这里，不会加入到现在的游戏中。"东东仍然不安心，反复将目光投向那几颗新的串珠。我拿出他所喜爱的那几种旧串珠，并引导他进行游戏时，他的情绪才稍微平复了一些，并按先前的规律进行，但仍不时地看看那几颗串珠。

几次课后，东东逐渐接受了那几颗新串珠的存在，也可以安静地做自己的学习训练项目。我把新串珠拿在自己手上，离他更近了一些。他发现后开始尖叫，但哭闹的强烈程度已经有所下降。我反复告诉东东："这个新串珠不会被放到旧串珠里面，它只是放在我手上。"东东在尖叫着抗议了几次后，确认了新串珠是不会被掺杂到旧串珠里的，他的情绪才相对容易安抚下来。

一步步地，新串珠从我手中放到了桌上，再挪到旧串珠旁边，最后混入了旧串珠之中。通过这样的方式，东东慢慢地接受了新串珠的存在。但他仍不愿意穿新串珠，每次他都会嫌弃般地挑出新串珠，将它放到一边，然后熟练地穿着旧串珠。当我把新串珠递给他时，他会避开，然后淡定地拿起旧的串珠继续游戏，却也似乎并不在意新串珠在什么地方。

之后，我尝试和东东玩儿"你一颗，我一颗"的游戏：他穿一颗，我穿一颗，两人轮流进行。进行几轮之后，轮到我时，我穿上了新串珠，递给他，往下继续。他看到绳子上的新串珠，非常不满，开始尖叫，想把它给撸下来。我试图不让他去看新串珠，立刻递上去他熟悉的旧串珠。他还是很气愤，大声尖叫，不肯继续。于是，我退让了一步，拿起旧串珠飞快地穿了上去，然后再递给他。他仍然不依不饶，一定要取下新串珠。我不再理会他，独自穿着旧串珠，一颗接着一颗地穿，同时也小心地掩盖住新串珠，不让他看到。东东的眼睛盯着我的动作和熟悉的旧串珠，看到一颗颗熟悉的旧串珠被穿了起来，他的情绪逐渐平静了下来，不再尖叫。等到他完全平静下来，我们又开始轮流穿珠，直到把桌面上的串珠穿完。结束后他看到其间的那个新串珠，似乎又想了起来，还是试图将它取下来。我故技重施地告诉他这个项目结束了，并快速地将所有串珠收了起来，递给他喜欢的玩具，他便也不再纠结。

用这样的方法反复进行，东东从接受新串珠的加入，到接受亲自穿一颗新串珠，再到最后完全接受了同一类新串珠，甚至可以把新、旧串珠混在一起进行游戏。东东也慢慢地拓宽了刻板的范围，而随着用类似的方法不断进行练习，东东对新玩具、新学具的刻板行为越来越少，接受新物品、新事物的时间也越来越短，情绪的波动越来越平稳。到训练的后期，他已经能平静地接受新的学习项目，愿意尝试新的学具而不会有强烈的情绪反应。通过东东妈妈的反馈我也了解到，他在生活上的一些刻板行为也有所改变，可以接受一些新的变化了，比如不再要求必须走相同的路线，开门或按电梯可以由母亲或其他家人来代替，而不是必须由他按固定模式来进行。

东东对于串珠的刻板行为其实在孤独症儿童中非常常见，这也是孤独症儿童应对外界的行为模式之一，往往表现为固执、难以改变。对于那些严重影响儿童学习、生活的刻板行为，需要有选择、有计划地缓慢训练，根据每个孩子的刻板模式循序渐进地进行干预处理。

训练方案

刻板行为是孤独症儿童固有的模式之一，不要期望他能快速改变，这也不符合孤独症的特性。我们需要有充足的耐心去缓慢地在孩子的兴趣范围内进行细微的改变、调整，当孩子能以稳定的情绪去接受微小的改变后，再继续下一步的改变。通过循序渐进、持续不断地调整和练习，直到孩子越来越少地出现刻板行为，慢慢地改善固执表现，就会有更大的可能性去接受新物品、新事物。

四、金口难开

在东东的刻板行为有所改变的同时，我将更多的精力放在了他的语言训练上。东东刚到医院进行康复治疗的时候，他在语言交流上的困难情形如前所述。如何让被妈妈称为"金口难开"的东东开口说话呢？我从多个方面进行了思考，又考虑到他的实际情况，通过对东东在生活以及训练中的观察，我觉得必须将东东的家庭纳入自己的训练计划中来。

1.家长的"包办"让孩子"退化"

在训练前期，我了解了一下东东的家庭情况：爸爸经常出差，工作繁忙，无法陪伴东东；妈妈是一位全职家庭主妇，在家照顾东东；爷爷奶奶和他们同住，照顾东东的饮食起居。爷爷奶奶对东东全面、细致的关心，让妈妈感到轻松的同时也觉得东东很少有自主意识，小到吃饭穿衣，大到出门上学，东东的一切似乎都被安排得无微不至。

训练开始后的一段时间，我安静地观察着妈妈的行为：进入个训室时妈妈会帮忙推开门；东东进来走到训练桌前，妈妈会帮忙拉开凳子并摆好，东东坐好后妈妈再帮他拉拢桌子；集体课时妈妈会帮忙把小板凳放好，再拉东东坐下；东东玩儿玩具时，玩具滚落到地上，妈妈会马上捡起来递给他；东东做某些项目比较困难时，妈妈会忍不住插手去帮忙；东东做错某个项目时，妈妈会出声提醒；课间陪东东上厕所时，妈妈会帮忙脱裤子、擦屁屁；感觉统合训练结束时妈妈帮忙穿袜子、鞋子……和爷爷奶奶在家里对东东的照顾一样，妈妈的存在让东东很轻松，他只需要站着或坐着，妈妈会辅助好一切。也正是这样的一些帮助，让东东失去了语言的环境和动机。

无论是成年人还是孩子，当周围环境把你所需要的一切"拱手"放在面前，不需要费心去思考环境、他人的存在，不需要开口表达自己的需求。这种情况下，谁还有必要去关注周围环境或表达自我呢？或只需要极少的表达，皱皱眉头、哭几声，周围人就会把你需要的东西摆在面前。再加上孤独症儿童本来社交表达能力就差，在这个如同温室一样的环境中，语言就逐步退化或减少了。

2.自己动手，完成力所能及的事情

依据观察，我向东东妈妈提出了要求：只要是东东力所能及的事情，让他自己去完成；如果他无法完成，让他向妈妈或老师提出帮助的请求。于是，进入个训室时，东东需要自己去敲门，手握把手推开门；在训练室里，需要自己去拉凳子，自己坐下、拉桌子，玩具掉落了要自己去捡……

刚开始，因为已经习惯家人的帮助，东东不愿意自己去做这些事情。我指导着让妈妈给予部分协助，比如握着他的手去开门，拉着他的手去拉凳子。当他逐步适应在妈妈或我的半辅助下进行这些内容后，我们再逐步降低辅助的程度。比如，握着他的手臂，让他把手搭在门把手上推开门；或者扶着他的背部或肩部，让他自己去调整凳子。当东东能半自主地完成这些基本内容后，辅助进一步减少到仅用手势或语言的提醒，他渐渐习惯了在提示或提醒下自己去完成这些内容。

1个月后，东东的语言并没有明显地增多，但他的眼睛开始变得明亮有神，不再是一副"万事与我无关"的超脱表情，他开始能主动地关注周围的人和事情。当他妈妈和我说话时、小朋友哭闹时、进入集体教室时，或者开始一个新的游戏时，他的眼神会灵活地关注着环境中的人和物品。他与妈妈之间的联系变得更多，他会关注妈妈的声音、动作，并给予部分回应，无声的交流在彼此间进行着。东东妈妈兴奋地告诉我，虽然东东还是很少说话，但感觉他似乎能理解家人的一些语言了，他会注意去听，有时候也能有些回应。比如妈妈让他去拿某个东西时，他能够理解并完成。

3.学会与人对视

当东东开始能关注周围的环境和人后，借助东东喜欢的零食，作为强化物配合训练。我们开始对东东进行社交语言的训练。在东东妈妈带来的几种小零食中，经过测试，我选择了他最喜欢的薯片和海苔。

当我刚拿出一小片海苔时，东东就急匆匆地伸手去抢。我把海苔放在我的双眼前，东东的目光也追随着海苔，在看海苔的同时，似乎也在看我的眼睛；这时我把海苔递给他，他急切地塞到嘴里后，开始四处找寻装海苔的小零食盒。于是，我再次拿出海苔，要求他"看我"。东东伸手去抓，眼睛牢牢地盯着海苔，当我将海苔再次放在眼前，然后快速地用手遮住了海苔，他有点儿茫然，目光来不及收回，和我有了一次短暂的对视。我表扬了他，然后把海苔给了他。这样重复几次后，东东似乎明白了：要看老师的眼睛才能获得海苔。于是，他会快速地瞟我一眼，然后等着吃海苔。

随着日常生活中东东自主能力的提升和关注他人意识的增多，一段时间后东东习惯了与他人目光对视。他能有意识地看着我的眼睛几秒，从而获得他喜欢的零食，但时间有限，最多两三秒。我们并没有停留在这里，除了生活中情景的练习，在个训中延长目光对视的训练时间，我们同时开始进行训练模仿发音。

4.开启语言训练之旅

东东不是不会说话，而是缺乏主动表达，并且发音也不是很清晰，所以训练还是得从基本的韵母发声开始。于是，和训练他目光对视时的方法一样，我选择了他喜欢的另一种零食——薯片，作为强化物，好让他跟随模仿我的发音。然而，当我拿出薯片，口中发出"a"的音，要求他来模仿发音时，东东不愿意开口，只是眼睛盯着薯片看。时间一长便有些不耐烦了，直接伸手去抓，几次抓不到后他放弃了，也失去了对薯片的兴趣。一旁的妈妈叹气，说他在家也是这样，怎么样都不肯开口，似乎开口是件天大的难事。

尝试过几次都以失败告终，东东也表现出了宁可吃不到零食也绝不开口的态度。鉴于此，我决定先进行其他项目的训练。我让妈妈多注意观察，如果是在日常生活中，只要东东自发地开口发音了，无论发什么音，都给予他热情的表扬和奖励，以激发他的动力。并请妈妈列出东东偶尔能发出的几个单词或词组，请妈妈观察东东在什么时候会发音，努力寻找合适的机会。

后来，我从妈妈那里了解到，东东很喜欢看卡片，尤其是图片，而且已经掌握了一定的词汇。于是，我投其所好地拿出名词卡片，和东东一起学习。东东的确掌握了一些基本的名词，但词汇量仍较少。但他对图片很感兴趣，似乎觉得视觉学习是他比较擅长的。我们开始学习更多的名词，从动物到水果蔬菜，从日常生活用品到学具、衣服……我说出物品的名称，他从一排卡片中挑出对应的，如果有不认识的，我会反复复述该物品的名称，然后再请他从混杂的卡片中寻找对应的。这是他最喜欢的学习，平均每天都要学习3~4个新的词语，东东乐此不疲地一张张看着、学着。通过大量的语言刺激，他的语言理解能力得到了提高，能听懂更多周围人所说的话了，但仅限于语言上的理解，他的表达仍然很困难。

5.语言表达上的突破

东东的词汇量逐步增加，他开始颇有兴趣地尝试跟随着发一两个音。在这个过程中，我并没有强迫他跟随发音，只是一遍遍地重复物品名称，给予一点儿时间等待他开口。每当他能发出一个音时，无论正确与否，我都会积极、夸张地赞扬他，给他一块大大的零食作为奖励。一次次地，东东意识到开口就有好处，就能吃到喜欢的零食，而且他发出的音多半是比较容易的，不会让他觉得太痛苦。慢慢地，他的跟随模仿越来越多，并且对几个名词的发音越来越清晰。东东妈妈和我都感到非常高兴，期待他更多地大开"尊口"。

我记录下东东已经发音比较好的几个名词，请妈妈在日常生活中逐步地去强化使用，比如，请东东说出该东西的名字，然后给予奖励。

随着东东能自发地开口模仿一些单词，我重新开始了韵母模仿发音训练。而这时，原先宁可吃不到薯片也不愿模仿发声的"a"，他已经能自发地发出来了。为了增加奖励的力度，让他能更有动力，我将强化物换作了大份的海苔。于是，我们当天就尝试并掌握了"a"的发音。当然，为了保持强化物的功用，我并没进行很多次的练习，而是在他已经吃了差不多四五片时就停了下来，换了其他项目。

经过一段时间的训练，东东的跟随模仿发音有所进步。但东东很少有主动的言语表达，只是在被动的要求下发出他已经掌握的音，而语言的重要功能就是理解和表达。所以，看到他模仿发音越来越好，也掌握了一定的词汇量后，我逐步要求他用固定的词语表达来获得喜欢的零食。

比如，当他想要吃我手中的零食时，必须说出"yào"。几次示范后，他理解了我的意思，但还是无法发出"yào"。于是，我降低了要求，只要他发出"ao"的音，就可以获得零食。于是，东东很顺利地发出了"ao"，并获得了零食。终于，东东开启了语言表达的学习之旅。

当东东能开口表达后，我们继续乘胜追击，锻炼他进行不同的表达，使用手势配合语言表达，从单字到词语、短语的表达……结合东东已经掌握的名词词汇量，他逐步发展出来了"要香蕉""要蜡笔"等简单的短语表达。与此同时，我也指导妈妈对东东进行一些相关的口腔、舌肌训练，结合增加语言能力的一些感觉统合训练，提升他的发音能力，让他的发音能更清晰。并请妈妈动员家里的老人一同配合，减少包办代替，给东东创造出表达需求的环境，促进他的语言表达。几个月后，东东的发音更准确了，一些过去无法发出的音也能比较清晰地发出了，家人和老师对他的大部分发音都能听懂了，东东也能在一些需求上进行自主表达。妈妈为此感到非常兴奋，觉得东东的语言有了大跨越的进步。

6.改变从家庭开始

当大家都在为东东的变化感到欣喜的时候，突然有一段时间，东东的表达明显减少了。即使是他已经学过的、完全可以说出来的词语，他也不太愿意开口说。妈妈非常焦虑，然而东东对妈妈的焦虑视而不见，还是不愿意开口。

我仔细观察了家长课上妈妈的表现：她会反复地问东东卡片上物品的名称，东东不愿意开口，妈妈就会主动说，然后让东东跟随模仿；如果东东不开口，妈妈会表现得非常焦虑，反复要求，甚至用零食诱导。我又询问了妈妈东东在家的情况，妈妈非常着急，称最近一两周东东都不怎么愿意开口，有时候家人反复劝说、询问很多次才开口说一两个字。

我又对东东在家里的情况做了深入了解，才知道，因为最近东东能开口了，家人都很高兴，尤其是妈妈感觉要抓住一切机会让东东开口练习，于是就经常性地要求东东开口说话，无论是跟随妈妈的话模仿，还是主动表达、询问物品的名称等。家里的老人担心东东吃不好、玩儿不好，又开始把好吃的、好玩儿的放到他面前，帮他做各种事情。于是，东东开口的机会又变少了。

对于东东而言，缺乏主动性是最大的问题。所以，他之前虽然具备一定的词汇量，却很少开口说话，就是因为他不愿意开口，也没有动力去开口，而不是没有能力。

我建议东东妈妈和家里的老人配合，给东东更多的开口机会，给予他说话动机，减少不必要的帮助和避免强化物的不恰当使用。同时请妈妈减少对东东说话的要求次数，每天在生活情景下提出要求，比如吃饭时问他要吃什么菜，游戏时间他要玩儿什么玩具……在轻松自然的氛围内请他按照已掌握的表达方式进行表达。不强求按照标准的语言模式回答，不要随时提高要求，不要求孩子必须说完整的句子。

东东妈妈表示能理解和接受我的建议，但也对家庭配合提出了自己的担心。因为爷爷奶奶年龄大了，比较疼爱东东，妈妈虽然屡次婉转地提出让东东自己去做一些事情，但是老人总是不放心，凡事都亲力亲为地为东东做好。东东妈妈对此很是无可奈何，却也不好像对待孩子一样强硬地要求老人。

对此，我请东东的爷爷来到治疗室，请爷爷观摩了几节个别训练课，并对东东的表现进行了评点，同时邀请爷爷对东东进行家长指导。爷爷虽然明白了我所提出的指导要求，但实际操作时仍对很多细节难以适应，会习惯性地按照自己的方式进行。比如，常常代替东东完成很多他不愿意做的内容，又很容易将强化物在东东没有任何回应或操作时进行给予和强化。课后，我将爷爷的习惯方式和老师的教学方式进行了对比说明，针对爷爷习惯性的大量辅助和东东缺乏主动性的回应模式进行了指导，希望爷爷能够理解，训练的目的不是帮东东完成某个训练项目，而是促进东东的主动性，让他能发展出自己的能力，进而能独立自主地进行学习。爷爷在经过几次课后，态度有所改变，表示愿意尝试减少帮助，让东东自己多做些努力。

这个过程并不是一帆风顺的，爷爷和奶奶的态度有所改善，但是习惯性的行为变化并不大，东东的情况也在其中上下波动着。东东的语言情况跌宕起伏，阴晴不定，状态好时他能很轻松地开口说话，很好地进行回应；状态不佳时一整天都是金口难开，"打赏性"地说几个字就算不错的了。

7. 表达能力的巩固

看到东东语言表达状态的不稳定，我也不断调整着他的训练内容和要求，希望在医院训练时能为东东营造相对稳定的语言环境。因为无法控制东东在家的强化物使用情况，我寻找了新的强化物，并仅限于在医院使用，让东东在医院训练期间都有了新的动力，愿意配合训练。同时，请东东妈妈配合尽量减少要求东东开口的频率和难度，只在固定的场景要求东东进行表达，比如进入个训室时打招呼、离开医院时告别，而课间喝水、吃饭和上厕所时，只要东东进行表达，无论是手势、点头、摇头，还是简单的单音，都给予表扬和强化。

一段时间后，东东在医院表现出了比较好的表达意愿，能进行简单的表达，从开始时见到老师摆手打招呼，到后来能开口说"你好"，离开时说"拜拜"，需要上厕所时从指着裤子尖叫到能够指着裤子说"嘘嘘"，从想要玩具或食物时说"车"或"糖"到能清晰表达"要……"或"吃……"。似乎，东东已经习惯在特定的场合进行特定的表达。

东东妈妈一半高兴一半担心地告诉我，东东在医院进行训练时表现比较好，也比较愿意表达，但在家里和外面大部分时间仍然沉默不语，很少开口。我反复和东东妈妈解释着家里和医院训练环境的差异，重复地建议家人改变模式，给东东更多机会，给予更多语言表达的动机。东东妈妈总是一脸理解接受，又一脸为难的表情。

几个月后，我惊讶地发现，东东的语言表达能力越来越好，他的自主语言越来越多。虽然有时会显得零碎、片段，但他似乎越来越愿意开口表达，利用学习到的各种词汇和表达方式尝试进行表达。我惊喜地对他的每次开口都进行回应、鼓励，并继续高级词汇的教学，名词、动词、形容词，他的认知越来越好，词汇量越来越多，终于可以说出完整的句子，"我要吃薯片""我要吃红色的彩虹糖"。东东妈妈也表示，最近东东的语言越来越多，有时候感觉好像突然语言爆发，会自己主动地说很多话，有些能听懂，有些不知道在说什么。

我进一步询问东东近期在家的情况，东东妈妈有些不好意思地解释，因为实在受不了东东时好时坏的语言表现，妈妈终于决定要改善家庭环境，促进东东的主动性表达。东东妈妈开始在爷爷奶奶要帮助东东做某些事情时进行直接干预，告诉老人不要管东东，或者接过老人手里的东西，放手让东东自己去做。如果东东特别想要某件玩具或某种食物，不允许老人直接给他，东东必须进行某种表达，无论是动作还是语言，否则坚决不给东东……东东在家里越来越感觉到爷爷奶奶力量的削弱，似乎很难从爷爷奶奶那里轻松地获得各种帮助和食物，家里的模式越来越接近医院的模式，想要什么必须进行表达，凡是自己能完成的事情就不会有人去帮助完成。

经过东东妈妈持续的干预，东东在家里的表现也发生了很大变化。他刚开始时会表现得很烦躁，会尖叫或哭闹。但东东妈妈坚持按照和医院训练模式一样的方式来处理，东东的哭闹无效，也无法用类似的方式在家里获得任何物品和奖励。一天天地，东东逐步适应了这样的改变，开始能和在医院一样有需求时进行简单的表达。随着东东妈妈的坚持，一段时间过去后，爷爷奶奶也发现了东东的变化，基本上接受了妈妈和医院的指导建议，平时给予东东的帮助也越来越少，对于训练方面的配合也比之前要好。东东妈妈也终于感觉家里的压力减少了一些，能更好地投入到东东的学习指导中。

提升儿童的语言能力有内在和外在两种因素。内在因素是指孩子自身的能力，外在因素是指孩子周围的环境，包括家庭、社区环境和治疗师的指导。就像东东一样，东东妈妈调整了家庭的语言环境，引导他关注外界，启发他的表达意愿，加上在治疗师教导下提升了自身的语言能力，继而通过不断练习、实践，使得东东的语言从被动变为主动，促进了东东语言的自主学习和发展。

训练方案

对于存在语言问题的儿童，家长需要像东东妈妈一样，和治疗师共同努力：调整家庭中不当的交流模式，创造语言环境；根据孩子的兴趣特点，增加孩子关注他人、表达需求的意愿；同时进行科学的语言康复训练，提升其语言模仿、理解和表达等能力；鼓励其运用所学的和已具备的语言技能进行实践，将训练场所从训练机构延伸到家庭，再延伸到其他自然情景中，持续进行练习；肯定孩子的点滴进步，鼓励其更多地表达，让孩子能更为主动而自然地进行语言的学习和运用。

五、我可以很棒

经过前期的训练，东东的认知、语言能力都得到了很大提高，但他对社交场景，尤其是人多的社交场合还是比较排斥、胆怯，不敢说话，这也导致东东除了和个训治疗师、家人接触外，对于其他陌生人和同龄儿童都难以进行社会活动或建立社交关系。因此，我考虑要想提升东东的社交能力，先要从东东熟悉的环境开始，再逐步拓展到其他环境。

1.熟悉社交场景

在个训中，东东已经和我建立了良好的关系，他可以很好地和我互动和游戏，但集体课对他而言还是比较困难，因为那里有很多的小朋友和家长，嘈杂的环境、陌生的面孔、全新的游戏内容，对他而言都是巨大的刺激。为此，我在个训课上提前让他熟悉游戏规则，当他能很好地完成游戏时，及时给予强化和鼓励。再上集体课时，由于游戏已是个训课上玩儿过的，再加上有他喜欢的新零食，东东往往能很好地完成游戏，也会得到大家一致的鼓掌和赞扬。

几周下来，东东似乎感觉到集体课的游戏环节并不是那么可怕，他接受了集体课的游戏环节，也能很自信地展示自己的"实力"，每次都很好地参与和完成游戏。当东东逐步习惯适应了集体课的游戏环节，有信心去进行游戏后，我减少了"预习"的次数，再到后来彻底不"预习"。他也逐步能接受游戏环节，并且参与和尝试新游戏。如果实在是比较困难的游戏，我也会建议东东妈妈在家先和东东进行类似的练习，让他理解游戏内容，从而更好地参与游戏。

2.感觉统合训练

集体课里，除了游戏还有一些舞蹈活动，东东开始时基本是不参与的。我分析了东东的各种能力，考虑到一方面和东东的大肌肉协调能力差有关，另一方面他尚且难以适应人多的环境。我建议东东妈妈对他加强感觉统合方面的训练，安排了一系列有针对性的大肌肉训练项目，并要求东东妈妈在家时也要配合进行若干感觉统合项目的练习。同时，在集体课时我会安排东东坐在距离音响最远的座位，而在跳舞时我会让他站到最前面，背对众人，减少视觉方面过多的信息刺激……

这样进行一段时间后，东东的感觉统合能力明显得到了提高，他在集体课上的情绪行为也有所改善，稳定性有所提升，安坐的时间越来越长，但参与舞蹈活动的兴趣仍然不高。在个训课上，我开始和他练习模仿舞蹈动作。我把动作拆分成单独的一个个小动作，让他跟随模仿。模仿练习是孤独症儿童的基础学习内容，东东在早期的训练中已经学习过了，也具备了一定的模仿意识。东东按照我的示范进行模仿，从一个动作开始，直到能模仿五六个动作时，他就有些不耐烦了。于是，我停下来，把模仿练习只作为个训时穿插的游戏内容进行。

在集体课跳舞时，我把东东拉到最前面，与我距离很近，我看着他，夸张地示范着每个动作。几周后，东东能看着我的动作，偶尔会伸伸手、伸伸脚，做一两个动作。每次他做出动作时，我都会给予表扬和鼓励。我也请东东妈妈下载集体课上所学舞蹈的音乐，在家里和东东一起练习。随着东东模仿能力越来越强，专注力越来越好，他能跟随模仿舞蹈的动作也有所增加。当站在前列，看不到众人时，他似乎没有那么排斥舞蹈了，高兴时能跟着跳一段，不高兴时就挥挥手、动动脚，象征性地动一动。

3.歌词游戏

为了让东东熟悉集体课所学舞蹈的音乐，我安排和东东进行歌词游戏。集体课上的舞蹈都是一些脍炙人口的儿歌，歌词不多，朗朗上口。东东的语言表达已经有了很大进步，可以说一些简单句子。我和他一起玩儿歌词接龙的游戏，我唱"小公……"，他接"鸡"，我唱"真……"，他接"美丽"。开始时，因为我会有较多的提示，他很容易就能接一两个字。后来，我逐步减少提示，变成我唱一句长的，他接一句简短的，最后变成我们轮流唱，我一句，他一句，直到把一首儿歌唱完。

东东很喜欢玩儿歌词接龙的游戏，我们利用个训的休息时间来回地玩儿，后来伴着音乐玩儿，直到唱完整首儿歌。就这样玩儿着玩儿着，他熟悉了儿歌的歌词，也熟悉了儿歌的旋律。之后再来到集体课上，他不再排斥儿歌的音乐，有时候还会跟着音乐摇摆身体，晃来晃去。有几次课间，我听到他一个人唱着儿歌，还一边摇晃着身体，或者蹦蹦跳跳，一副很陶醉的样子。东东妈妈悄悄高兴地告诉我，东东在回家的路上或在家里，有时候会自己哼唱儿歌，偶尔还会做几个舞蹈动作，蹦蹦跳跳几下。儿歌和舞蹈似乎变成了他的自娱自乐，而不是抵触和回避。

当东东接受了儿歌的音乐，能进行一定的舞蹈动作模仿后，我开始寻找机会让他能面对大众，适应人多的环境。集体课的歌舞环节，我邀请几个对歌舞比较熟悉的孩子上前做小老师，请他们带领小朋友一起跳舞。然而，面对着前面的小朋友时，东东显然很不喜欢，他呆呆地站着，眼神四处飘移。我请各位"小老师"的父母一起上台，站在小朋友身边，陪着小朋友一起舞蹈。同时，我站在东东的对面，用眼神对视和做舞蹈动作、丰富的表情吸引他的注意，让他跟随模仿我的动作。慢慢地，东东在妈妈的陪伴和我的示范下，情绪稳定了下来，加上已经熟悉的音乐，他逐渐适应了当众唱歌跳舞。

看到他渐渐能适应对面人群的活动，我逐步减少了对他的示范和关注。当东东能够大部分时间完成人前舞蹈，而不需要我特别的关注时，我请东东的妈妈站到东东的身后。当东东寻找妈妈时，他回头就可以看到妈妈。然后妈妈逐渐拉开距离。一天天地练习，东东终于可以淡定地独自站立在小朋友面前跳舞，不需要我的示范和关注，也不需要妈妈的陪伴。随着多次的锻炼，东东也逐步适应了上前当众表演。

4.同伴游戏

当东东适应了集体环境，可以当众完成舞蹈后，我调整了他在集体课的游戏环节安排。以前都是安排他背对其他小朋友进行游戏操作，现在我要求他侧对众人进行游戏操作。随后，我加入了同伴游戏，邀请其他孩子和东东一起做游戏。开始时是两人平行游戏，各自做各自的内容，直到完成游戏。然后调整为接龙游戏，一个孩子完成游戏后，另一个孩子接替继续，两人需要有一个简短的交接，可以是一个玩具，也可以是一张卡片，或者一个小筐子。最后是轮流协同游戏，一个孩子完成游戏的一半，另一个孩子根据前面完成游戏的内容继续后面一半，或者由两个人协同完成一个游戏。

平行游戏还好，接龙游戏时他会表情平静地做自己的内容，往往忽视了两人的交接过程，不时地需要我或妈妈的提醒或辅助。轮流协同游戏时，东东基本"目中无人"，只做自己面前的或觉得应该做的内容，而无视和其他孩子的配合协作。

对于孤独症儿童而言，最困难的就是社交能力。所以在集体课环节，我给东东设立的目标之一是适应集体环节，能参与集体活动；目标之二是接受其他孩子的存在，能和其他孩子一起参与游戏。就东东而言，在第一期为期6个月的训练中，我只要求他能做到和其他孩子一起游戏，能理解游戏规则，和其他小朋友进行适当的接触。所以，我要求他做到接龙游戏就可以了，如果可以继续，再去尝试部分的轮流协同游戏，并没有硬性要求他必须与其他孩子进行互动，那样的要求也是不切实际的。

东东社交能力的提升，从"金口难开"到能和治疗师交流，再到能参与同龄小朋友的游戏，说明这类孩子要想达到和他人进行顺畅的社交互动、交流，需要打好基础，逐步提升能力。比如，能关注他人、有社交意愿、有一定的语言理解和表达能力、能理解和遵守基本的社交规则……具备这些能力后，在治疗师的辅助下，可以从熟悉的双人情境（治疗师和孩子，或者家长和孩子）开始练习社交互动，再过渡到集体情境，以及其他情境，最后达到可以在各种环境下与不同人进行社交互动的终极目标。

训练方案

提升孤独症儿童的社交能力，需要从基础开始，一步一步地进行。先从基本的目光对视、关注他人言行开始，再提升其主动表达的意愿。通过语言理解和表达的学习，能理解当前情境和他人的简单语言、能进行一定语言表达后，逐步练习和他人进行简单的社交互动。从一对一的情境开始进行社交练习，再慢慢进入同龄儿童的集体环境，学习理解和遵守社交规则，和同龄儿童进行社交互动，后续可以尝试在社区、学校等更复杂的社交环境中练习。

六、共同成长的家庭

通过一年多的努力和坚持，东东有了很大的进步。他的认知能力提升明显，能进行加减的运算，认识了近百个汉字，也能运用完整的主谓宾句子进行语言表达，甚至有时候会有点儿小啰唆，喜欢絮絮叨叨地和妈妈或熟人说一些话，常见的社交场合也能颇为礼貌地与人简单互动。运动协调能力增强了，变得更加自信，敢于尝试一些新的玩具或游戏。独立自理能力提升了，能完成大部分的自理活动，还参与了家庭的部分简单家务……第三期训练开始时，我们为东东的幼小衔接做准备，并希望他能顺利地进入普通小学就读。治疗师们时常以东东作为例子鼓励其他孩子："坚持！你可以做到的，你很棒！"

看到东东的巨变，我衷心地为他感到高兴，也深深地感到：每个家庭都有自己的固有模式，要想改变的确很不容易。孩子的康复治疗绝对不仅仅是治疗师一个人的事情，而是需要治疗师和父母，以及家庭里所有成员的共同努力。

很多孤独症儿童所呈现的问题，除了自身的孤独症症状之外，家庭的养育环境、父母的教养方式也对其有很大的影响。就本章的东东而言，他的很多问题固然与其自身的孤独症密切相关，但家长教育方式的不当、家庭环境的过多保护和包办也让他失去了关注外界、主动交流、社交互动的机会。当东东的妈妈和整个家庭调整了教育方式，改变了家庭环境，再加上治疗师的指导，经过不断的学习、练习，东东取得了语言、认知、社交等多方面的明显进步。

孤独症儿童康复训练的核心应该是家长和家庭，康复训练需要治疗师和家长的密切配合。治疗师要将知识和方法教授给家长，家长再传递给整个家庭。家长们需要转变观念，主动学习相关知识，把孩子的康复训练从康复机构延伸到日常生活和家庭之中。可以说，孤独症孩子的改变是从家长、家庭的改变开始的。

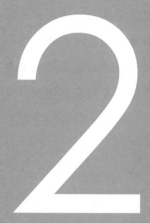

CHAPTER

2

第二章

爱哭的
"洋娃娃"

从情绪的改善到学会生活自理

很多时候，孤独症儿童的家长们会关注孩子的点滴变化，尤其是在学习、认知方面：是否多认了一些字，是否能说更多的词，是否能完成更难的数学内容。但家长们往往会忽视其他同样重要的方面，比如他们的情绪、行为问题，以及独立生活的能力，这些看似与学习无关的方面却是儿童能力发展中非常重要的组成部分。在本章中，小美的巨大进步，就在于情绪的改善和独立生活能力的提升。

在孤独症康复训练中，我们见到的多是男孩，而女孩比较少，这与孤独症的流行病学特点相一致。20世纪40年代，美国精神病学家雷奥·肯纳（Leo Kanner）研究发现，男孩孤独症患者与女孩孤独症患者的比例是4∶1。所以，在一群进行康复训练的男孩中，小美的出现就显得尤为突出，自然而然成为大家关注的焦点。

一、什么时候是正确的开始

小美刚来时才4岁半，甜美可爱，大大的眼睛、长长的睫毛、小巧的鼻子、嘟嘟的小嘴、白嫩的皮肤，笑起来露出两个浅浅的酒窝，像一个可爱的洋娃娃，让人忍不住要去逗乐一番。谁也不会认为这么可爱的小姑娘是一名孤独症儿童，而知道情况的人们往往都会叹息不已。然而，"洋娃娃"小美从怀疑到被确诊为孤独症，也经历了一段曲折的过程。

1. 年龄还小，大了就好

小美的成长发育基本和其他孩子差不多，以至家人并没有觉得她有什么异常，只是觉得有些娇气，爱发点儿脾气和哭闹。本着"女儿要娇养"的观念，家人们都比较宠溺她，也习惯顺着她去哄，并没有觉得这样做有很大的问题。

小美2岁多时，家人慢慢发现了她的一些奇怪的行为。比如，她喜欢排列物品，开始时是按一定的规律排列玩具，后来发展到家里的物品，如杯子或茶几上物品的摆放，都必须按照她的要求进行，否则就会哭闹不止。再后来，家人的坐或站，如大人们坐在沙发上看电视或出门后的行走，都必须按照她要求的规律进行，否则她就会不依不饶，大哭大闹。

家人们又发现小美的语言上也有一些问题。她喜欢重复别人的语言，像只小鹦鹉一样，别人说什么，她就跟着说什么。而问她一些问题，她往往不予理会或者答非所问，似乎并没有理解对方。当她开始主动表达时，大人们更难以理解了：她只是一个人在饶有兴趣地胡乱说着一些零散怪异的内容。此外，小美还特别喜欢看广告，经常会兴趣盎然地重复广告词。起初大人们还觉得新鲜有趣，但随着时间的推移，他们发现小美经常会不合时宜地突然冒出几句广告词，还会一再地重复，并且她似乎很享受这样的状态。

爸爸妈妈开始有些担心小美，带她到儿童医院等相关机构进行了检查。由于年龄比较小，医院诊断为"发育迟滞"和"疑似孤独症"，并建议进行康复治疗。面对这一诊断，家人们产生了分歧。外公外婆并不同意进行训练，他们不觉得小美有什么问题，只是有点儿小脾气，喜欢别人顺着她罢了。关于语言方面的问题，老人们以为小美只是不太愿意理会他人。而对于喜欢重复广告词，以及编造一些话来乱说一通，是因为她自己觉得开心有趣。由于外公外婆的坚持，以及爸爸妈妈工作上的繁忙，再加上大家都抱持着"年龄还小，再看看也行"的态度，小美并没有进行任何干预或训练，如同往常一样生活着。

2.辗转于幼儿园与早教机构

日子一天天过去，转眼小美到了3岁，该上幼儿园了。进入幼儿园后，小美表现得越来越让人担心。她对同龄人兴趣乏乏，不愿和小朋友们玩耍。尽管小嘴儿挺能说，但大家并不能理解她所说的内容，也就很难和她沟通了。她开始喜欢重复问别人同一个问题，且需要对方按自己的要求反复回答十几遍甚至几十遍后才心满意足地停止。

在学习方面，小美的注意力难以集中，上课时经常自说自话，或者独自玩乐而不去听老师讲课。老师要求小朋友们做的活动，她也总是随心所欲地按自己的想法去做。在生活方面，由于习惯了家人的照顾和帮助，她的生活自理能力很差，连吃饭都无法独立完成，饮食上也相当挑剔，幼儿园的大部分食物、水果都拒绝吃或吃得很少。最明显的是情绪问题，小美笑起来的时候像洋娃娃一样可爱，但稍不如意就会大发脾气，放声尖叫或大哭，在地上打滚，甚至有时候会用头撞地。整个幼儿园都可以听到她的动静，让看到、听到的人退避三舍。

一段时间后，小美的众多问题让老师难以招架。老师将小美的情况告知爸爸妈妈，并建议他们到有关的专业机构去寻求帮助。

对于老师的反映，家里的老人们仍然觉得问题并不严重，也不大愿意去专业医疗机构就诊或咨询，只是让小美在上幼儿园的同时，到早教机构进行一些训练，可想而知，效果并不明显。她对团体课没有兴趣，尽管内容很丰富，她也不愿参与。培训机构的老师们反映，小美的学习能力很不均衡，她喜欢背记字母、文字，喜欢听儿歌、涂鸦，但是她对搭积木、拼图等项目的操作很糟糕，对数学方面的学习也很困难。在培训机构，老师给了小美更多的关注，让小美的情绪比在幼儿园的时候要好些，但在她不满意时发脾气、在地上打滚、撞墙或自己打自己等情形也时有发生。

3.对现实的接受才是真正的开始

一转眼，小美到了4岁，她在幼儿园的表现还是没有得到明显的改善。老师不得不直接地告诉小美的父母，她不太适合在幼儿园学习，建议他们去寻求专业帮助。幼儿园的拒绝，才让家人们意识到小美的问题并不是那么简单。他们带着小美再次来到儿童医院，医生确诊为"儿童孤独症"，并建议立即进行康复训练。小美的外公外婆仍然不能接受。于是，他们带着小美去过多家医院后，来到了我所在的单位。一番测试下来，小美被诊断为"儿童孤独症、精神发育迟滞、感觉统合失调"。经过几个月的求诊，家人们终于开始面对小美是孤独症儿童的现实。最后，一家人商量决定，暂时停掉小美在幼儿园的学习，让其接受规范的康复训练。

小美经过了约2年的时间才开始接受康复训练，如果她能在2岁时就接受干预，能力提升明显，也许她4岁时就已经能进入幼儿园正常就读了。对于很多孤独症儿童而言，早期诊断与干预是改善他们预后的重要原则。孩子的成长只有一次，很多能力的发育无法从头再来。在怀疑、徘徊、等待的路上耽搁的时间越久，错失的干预时间就越多。

训练方案

什么时候开始才是正确的呢？不要等待确诊，确诊只是一个医学诊断名称。当你感觉到自己的孩子和别人不一样时，或者孩子的语言能力落后于同龄人，或者对其他孩子缺乏兴趣，或者有怪异的兴趣或行为时，甚至已经在专业医院被诊断为"可疑孤独症""孤独症倾向"时，你就需要寻求专业的帮助了。你需要去专业的医院为孩子进行评估诊断，了解其能力水平，并且尽快开始进行专业的干预。哪怕你的孩子最后诊断不是孤独症，也应如此。要知道，越早干预越能帮助孩子提升能力，能更好地发展和融入学校、社会。无论何种情况，当孩子出现问题时，早期干预都是有百利而无一害的。

二、个训室里的暴力"洋娃娃"

在开始进行康复训练前，我和小美的外婆就她在家的情况做了一些沟通。经过分析讨论，我决定首先着手解决小美的情绪问题。由于情绪的不稳定，她时不时就会发脾气，或在地上打滚，或用头撞墙、砸地，有时她还会出现憋气或剧烈咳嗽的情形，以致满脸通红。家人，尤其是老人们担心她的这些举动会伤害到自己，为了避免可能的危险情况出现，老人们基本上都会依照小美的意愿进行，最后都顺应了她的要求。

我向外婆做了说明："如此纵容小美的行为肯定是无益的，小美无法使用正确的方式表达情绪，也就无法适应社会环境。当她在幼儿园或进入小学后，不可能让所有人都去满足她的要求。"我对外婆提出了一个要求：当小美再次出现以上情况时，希望能充分信任我，让我去处理，并积极配合我。

1. 初次"遭遇战"的打响

小美在外婆的陪伴下进入个训室做能力评估，她对一切都感到很新奇，笑嘻嘻地看看这个，摸摸那个，对于陌生的环境她并没有感到不适，也没有像其他孩子那样哭闹着不肯进去。这让我感到轻松了不少，内心揣测这是个很可爱，能够适应新环境的"洋娃娃"。然而，不久后她突然爆发的情绪，以及我和小美的家人试图去改变她情绪的过程犹如一场场"战争"。

能力评估完成后,我们开始进行了康复训练。小美很快就熟悉了教学模式。为了训练她的专注力和手眼协调能力,在某次学习间隙,我们玩儿起先前从未玩儿过的打地鼠游戏来。她玩儿得很开心,每次都使劲儿地捶打着冒出头的"小地鼠"。等到休息结束要继续下面的学习时,她仍不愿意松手,抓着玩具不放。我告诉她:"我们要开始做其他项目了,休息时才可以玩儿。"小美不依不饶。我再次告诉她现在不可以,然后我拿走了玩具,并开始准备进行下面的训练。

小美一下子愤怒起来,她将桌面上所有的物品一股脑儿地推到了地上,开始号啕大哭。一旁的外婆看到了这一情形,一边数落她,一边捡拾地上的玩具。我阻止了外婆,让她坐在近旁不要说话,也不要去看小美。我淡定地整理着自己手里的物品,也不去看她和阻止她。小美的哭声更大了,开始叫着外婆并探出身体,伸手去拉外婆的衣服。外婆为难地看了看我,我请外婆坐得更远一些,让小美够不着,并且仍然不去理会她。这时,小美将头使劲儿向桌面磕去,砰砰作响。

外婆心疼不已,着急地喊了出来:"小美,快停下来,停下来……"小美听到外婆的声音,磕得更使劲儿了。我朝外婆做了一个嘘声的手势,接着将双手垫在小美的额头下面,让她不会磕到桌面。小美恼怒起来,使劲儿用头磕我的手,并用脚拼命踹我。我靠近小美,用手护住她额头的同时,又用双腿夹住她的脚。小美愈加愤怒,哭得声嘶力竭。她开始仰头向后去撞墙,我将另一只手放在她脑后。她并没有停下来,我的手被猛烈地撞击着,每砸一下,我都感受到了强大的力量和疼痛感。我只能把桌子拉到一边,然后整个人抱着小美,阻止她伤害自己。

2.从"遭遇战"到"阵地战"

外婆紧张地看着,也不知道该怎么办。小美看到外婆来到身边,挣扎得更厉害,小辫子也散开来,鼻涕和眼泪混杂在一起,小脸通红,接着开始剧烈地咳嗽。外婆眼泪都要下来了,拿出纸巾,想要过来哄她。我严厉地告诉外婆，此时她的存在只会激起小美更大的情绪反应。我请求外婆暂时离开个训室，并告诉她稍后我会和她详细进行解释。外婆一步三回头地挪了出去。随着关门声音的响起，小美爆发的哭声更加洪亮，还开始用手掐我的胳膊，并用脚去踢我的身体。很难想象一个4岁孩子的力量能有多大，下课时我身上的好几处青紫表明，小美的力量确实超出了我的想象。

我抱着小美，告诉她，如果她可以安静下来，我就会松开。5秒，10秒，30秒，1分钟，2分钟……小美的哭声逐步变小，身体也开始慢慢松弛下来，不再试图去撞墙或打我。我又等了一会儿，确定她安静了下来后，松开了她。我告诉她，老师很喜欢她，但不喜欢她用头去撞桌子或墙，只要她不伤害自己，我就不会控制她。

小美抽泣着，剧烈咳嗽着，或使劲儿憋气。我平静地拿过餐巾纸给她擦了擦鼻涕和眼泪，似乎对她抽泣、咳嗽的表现视而不见。我再次告诉她，老师喜欢她，但不喜欢她这样的行为。见到平时很管用的咳嗽和满脸通红的憋气在我这里没有效果，她慢慢停了下来。她休息了一会儿，又开始用头去撞墙。我再次抱住她，阻止了她的自伤行为。她无法撞到墙，换用手臂去使劲儿地捶击墙面。我握住她的双手，她又开始号啕大哭……

于是，刚才的过程反复上演了几次，直到她实在是太累了，才真正地停了下来。小美终于意识到，她无法用在家里惯用的伤害自己的行为获得她想要的玩具。她断断续续地抽泣着，我把她抱到椅子上，并告诉她，老师喜欢现在的小美，如果她能乖乖的，不再乱动，外婆马上就会回来了。小美抽抽搭搭地说："我要外婆……"我给她擦去眼泪和鼻涕，请她和我一起将散落在地上的东西捡了起来。随着一个物品一个物品的捡拾，她也慢慢地平静下来。这时，我打开个训室的门，让外婆悄悄地进入。

小美看到外婆很高兴，情绪似乎更好了一些。当她试图去拉外婆时，我仍旧让外婆坐在小美够不到的地方。我告诉小美，因为她能安静下来，不再乱丢东西，不再以头撞墙，所以外婆才回来了。小美哼哼唧唧着。接下来的时间，我们并没有继续新的学习内容，转而进行她之前已经掌握的一个学习项目。她看到熟悉的学具，非常自然地接受了。她开始轻松地操作，完成得也很不错。我表扬了她，拿出她喜欢的零食给予奖励。小美的情绪似乎又恢复了正常。

3. 做好"持久战"的准备

课后，我向外婆进行了解释。老人的关注，让小美习惯了用哭闹以及伤害自己的方式来获得想要的东西。如果哭闹、尖叫不成，就开始用自己的身体去撞击墙或地，再接着就是憋气或剧烈咳嗽。不断增加行为的强度，直到家人最后选择了放弃，并顺应她的要求。一次次的强化，也就形成了小美的暴力情绪和行为模式。实际上，她可以使用更合适的方式表达自己的情绪，而非这样的暴力行为。只有当她意识到使用这样的方法无法达到目的时，她才会考虑去改变，这时才有可能矫正其不恰当的行为。

在刚才的过程中，无论小美如何爆发，我在保护她不伤害自己的同时，都没有妥协满足她的要求，也没有去哄抱、安慰她。而当她用尽了以往的各种方法都没能达到目的时，她终于明白，在我这里沿用过去的方式是行不通的。最后，她累了，也放弃了。我没有责备、打骂，而是告诉她：我喜欢她，但不喜欢她的这些行为。如此一来，让她认识到，我不接受的是她的某些行为，而非她本人。接着，在我们一起收拾物品的过程中，她的情绪逐渐平静，也在引导下接受了自己弄乱的东西必须自己收拾的规则。最后，我选择了她已经掌握的学习内容，让她可以轻松地完成并得到奖励，使得她的情绪进一步恢复到比较好的状态。

我向小美的外婆介绍了行为矫正的方法和步骤，也请她做好心理准备。小美的情况不会通过我的一次处理就能得到改变，肯定还会在家里、训练室等地方重复出现。要想真正改变她已经养成的行为习惯，还需要一定的时间。所以，无论在何时何地，如果小美出现暴力自伤的行为，请外婆或家里其他人都使用相同的方法进行处理，保持和康复训练中一致的处理方式，这样才可以真正让小美明白旧的行为模式已经不再有用，从而彻底改变她的行为模式。

4."洋娃娃"不再暴力

2个月过去了，小美在个训室里已经很少有情绪爆发的表现了，几乎再没有出现过伤害自己的行为，偶尔有几次哭叫，也在我的处理后比较快地恢复了情绪。小美的外婆在我的指导下，也逐步学会了如何处理。

又一次课间休息，小美躺在地上耍赖哭闹时，相对于我避免她自伤的举动，外婆表现得比我还要淡定，她无动于衷地说道："就是不能惯着她，养成的这个习惯太坏了……"于是，我们开始聊起天来。外婆告诉我，家里人在她的教学下也知道了如何去应对小美的狂暴脾气，小美在家里发脾气和哭闹的次数也明显减少了。见我们聊得起劲儿，小美的哭声也变小了很多。这时，我邀请她到个训室去一起玩儿她最近很喜欢的某个新玩具。她哼哼唧唧地在地上滚了几下，没有回答。我转而去邀请小美的外婆，外婆会心一笑，答应了。等到我们进入个训室，小美自己就跟了过来。我们很自然地开始了当天的学习。当然，她也如愿地玩儿到了自己喜欢的玩具，就好像刚才在走廊地上打滚的事情没有发生过一样。

半年以后，小美的暴躁情绪、冲动自伤的行为得到了很大改变，发脾气用头撞墙或者捶打自己的行为再也没有出现过。家人也在一次次实践中理解和掌握了行为矫正的正确方法，对小美的康复也更加有信心。这个曾经爱哭的"洋娃娃"，终于成了一个可爱的"洋娃娃"。

　　　小美的情绪不稳，易发脾气，爱摔东西、打人的表现，这些都是孤独症儿童常见的情绪、行为问题。情绪、行为问题看似和学习、社交能力无关，却会严重影响儿童的正常发展，导致其难以配合，无法进行学习，甚至同他人交流困难。这些是儿童将来进入学校学习、融入社会的重大障碍。我们需要在理解儿童症状的基础上，对其突出的不良行为进行有计划的干预。

训练方案

对于这类有严重情绪、行为问题的孤独症儿童，首先需要评估其认知水平、语言理解能力，在理解其能力的情况下选择当前最突出的行为问题进行干预。先对该行为进行记录、评估，再制订行为干预的计划，采取合适的方法有计划地进行干预。同时，建议家长配合学习干预方法，在家庭里也做好行为记录，采用相同的干预方法，同步进行干预。

三、小小"工程师"的养成

1.从最简单的游戏开始

在孤独症儿童中，小美的智力水平算是不错的，她有很好的机械记忆能力，对于名词词汇很快就能掌握。但在空间视觉能力方面，小美显得尤为不足。在先前进行能力测试时，我发现她对拼图、积木之类的平面或立体空间结构的项目完成得不是很好，她很难找出有关联的拼图，有时甚至会固执地拿着错误的拼图硬要塞进某个位置。此外，小美特别缺乏耐心，在尝试几次失败后就会烦躁地敲打拼图或积木，或者将它们丢到地上，不愿意继续。

当进入正式训练后，我选择了比较简单的四片式镶嵌拼图，比如一头大象的四个部位，包括一块头部、一块身体、两块腿部。我给小美出示了完整的拼图形象，并逐一介绍了四个部位，也示范了如何才能拼成一头完整的大象。等到小美去做时，她似乎对整体结构并没有任何概念，胡乱地拼凑着各个部分，即便偶尔放对了一块，不一会儿她又将它拿了出来，换上另一块硬要塞进去。在尝试了几次后，小美怎么都完成不了一整块拼图，很快便失去了耐心，一把推开拼图，开始左顾右盼，口里说着其他玩具的名称。

先前，小美是通过卡片来学习名词词汇的，她对卡片的兴趣很大，学习非常积极。于是，我将她熟悉的实物卡片对开剪切成两半，制作成简单的两片式拼图。不出所料，她对自己记忆并熟悉的名词所对应的拼图很快就上手了。在几次轻松的尝试之后，她能把对开的两块拼图对齐拼放在一起，并很主动地说出"苹果""汽车"……

我又将一张卡片剪切成三块大小差不多的长方形拼图。尽管小美对完整的图案很熟悉，但要一次完成这样一个三片式拼图，却显得较为困难。她将三块拼图移来移去，却越拼越糟糕，连拼图上下、左右、正反中的任何一项都不能对应上。她开始不耐烦，失去了兴趣。为了能继续下去，我在她每次要翻动拼图时，都会伸手去按住，保证三块拼图的同一面在桌上移动。接着，我又降低了难度，帮她拼好了两块拼图后，要求她将最后一块拼进来。小美还是完成不了。我再次调整，将拼好的两块拼图固定在桌子的一角，并提示最后一块拼图的正确位置。小美经过一番尝试之后，终于能把最后一块拼图拼接上去。我大大地赞扬了她，鼓励她再来一次，并决定不再去提示她。小美经过几次练习，终于明白了最后一块只需要上下交换着进行尝试就可以拼接成功。

接着，我把固定在桌子一角的两块拼图移到桌子的中间，尽管另一侧的存在对小美造成了困扰，但正确的那一侧却还是和先前一样。她根据自己掌握的方法，上下交换着去尝试，也能很快地完成。按照同样的设置，我又让她玩儿了另外几幅拼图，她都很顺利地完成了。我给予了表扬，并奖励了她喜欢的小零食。小美也很高兴，开始对玩儿卡片拼图产生了一些兴趣。

2. 在逐渐复杂中学会探索

为了让小美不再拘泥于刻板的、已经形成的规则习惯，我开始调整拼图的位置，需要使最后一块拼图放在和先前相反的另一侧位置才能拼接成功。当小美习惯性地把第三块拼图放在过去的位置时，发现情形有些不对。她有些困惑，但仍然反复地尝试着，固执地一次次上下交换。我更换了一幅拼图，然后轻轻在另一侧的位置用手指点了一下。小美在我的提示下，经过几次尝试后，终于在无意中拼接正确了。我发出赞叹的欢呼，与她击掌祝贺。又经过几次练习，小美虽然还是会习惯于首先尝试先前的位置，但她也会在发现不能成功后开始尝试另外一侧位置。一段时间后，小美能够自主地尝试上下和左右的可能性，直到最后拼接正确。

当小美慢慢地掌握了在固定任意两块拼图，正确拼接最后一块拼图时，她的耐心也有所提升。我决定再次提高难度，改为固定一块拼图，请小美拼接剩下的两块拼图。又花了一段时间后，三片式的拼图对小美来说似乎不再困难。

接下去，我们一步步从三片拼图增加到四片、六片、八片。之后，我们又开始尝试简单的卡通拼图。至此，小美已能比较顺利地完成九片式普通拼图了。经验的积累，让小美对拼图越来越有兴趣。曾经最不愿意玩儿的拼图也成为她最喜欢的游戏之一了，在家时，她也开始主动地玩儿起拼图游戏。到第一期训练结束时，她已经可以独立地完成十六片的拼图了。

3. 小小"工程师"的成长

拼图能力提升的同时，家人和周围人也发现了小美的其他变化。最明显的变化就是眼睛更灵活有神，能很好地关注到环境的存在，不再是"目中无人"地只盯住某一个物品。令家人感受更深的，是她学习能力的提升，她能较有耐心地对图片或结构性玩具进行探索，饶有兴趣地尝试拼凑或构建某种图案或物品。

到第二期康复训练结束时，小美已经可以独立地拼好二十五片甚至更多的拼图，能按自己的想法使用雪花片或小木棍等积木材料搭建各种物品，从机器人到摩天轮，甚至可以按照某种实物自行搭建，并且乐在其中。在数学上，小美能顺利地进入图形的学习；在语文上，也能对文字进行识别和仿写。她已经成长为一名小小的"工程师"了。

以视觉的方式进行学习是多数孤独症儿童的学习模式，但是他们的视觉学习能力往往比较局限，充满了个人的喜好。比如：喜欢某种图形或画面，只关注玩具的某一个部分……我们需要因势利导，根据儿童的视觉喜好，使用其感兴趣的素材进行训练，逐步扩展其视觉学习的范围，提升视觉学习能力，达到能在自然情景下运用视觉主动学习的目的。就像小美，从熟悉的卡片到不熟的图片，再到拼图，从两片拼图到十二片拼图，她通过不断学习，提升了视觉的能力，再到后来能主动去学习、探索，还发展出了新的兴趣爱好。

训练方案

对于孤独症儿童的视觉学习，需要参考儿童本身的视觉学习能力，根据其视觉偏好选择合适的训练项目。先从孩子擅长的视觉学习内容入手，逐步增加新的学习元素，改变不同的视觉学习内容，让孩子在保持兴趣的前提下不断进行练习，逐步提升视觉学习的能力。然后在日常生活中鼓励其用所学的技巧进行自主尝试，形成主动的视觉学习模式。

四、自己的事情自己做

1.自幼娇养的"小公主"

在来医院进行康复治疗之前，家人，尤其是老人，为了安抚情绪不稳、爱闹脾气的小美，避免她因情绪激动、哭闹而出现的自伤行为，基本上所有能帮她做的事情都为其代劳了。小美只需张张口、伸伸手，就会有人把东西送到她嘴边，把衣服套在她身上。所以当小美来到医院时，她的生活自理能力非常差，基本的饮食、穿衣、如厕都需要他人的帮助。而小美的家人，尤其是老人，需要时时准备着去照顾她，寸步不能离开，也都感到非常疲倦。独立能力差也导致小美对很多新事物的尝试很胆怯，往往浅尝辄止，稍有难度就放弃，或者等待家人的辅助，难以独立去面对和思考。

然而，独立学习的能力并非一天就能形成的，而是从最简单的吃饭、穿衣这些基本的生活自理能力中一步步培养出来的。当孩子具备一定的生活自理能力，他们才会有信心、有意愿去尝试面对更多的新事物、新问题。如果连简单的吃饭、如厕都需要有人帮助，在面对外界无论是学习还是社交问题时，他们会习惯性地依赖他人帮助解决，而难以独立地进行思考、学习。

小美遇到困难的第一反应是逃避、消极应对，或直接等待家人帮忙完成。其实，小美的认知能力还是不错的，但是她的畏难表现非常明显，对稍微难一点儿的或新的学习内容往往会排斥、拒绝。在学习中遇到不会做的或做错了的，家人也会习惯性地告诉她应该怎么做或者直接去纠正她的错误。从感觉统合的训练来看，小美也很明显地对她不擅长的项目表现出激烈的排斥，哭闹着不肯进行训练。

2.制订计划，逐步提升

针对娇养的小美，我和她的家人商量，为其制订了三步走的计划：首先是提升感觉统合的能力，其次是提高基本生活自理能力，第三是培养独立学习的能力。总的来说，该计划的指导思想是：力所能及的事情自己独立完成；力所不能及的事情培养能力，争取独立完成。计划所涉的三个方面也并非完全是递进的，在时间及内容安排上的重合是允许的，也是有必要的。

经由受场地限制以及专业指导的需要，小美的感觉统合训练基本上是在训练室里进行的。感觉统合能力的提升，可以为基本的生活自理能力训练打好基础，这是因为后者需要具备良好的大肌肉、小肌肉运动能力。在感觉统合训练的同时，我又着手安排了她的后两步计划。

经过和家长的沟通，我基本确认小美有能力完成已经掌握的内容，如自己拿勺子吃饭、自己脱鞋子、按马桶冲水键……对于这一部分内容，无论是在训练室还是在家里，我都严格要求她独立完成，家长可以在口头上给予提示和鼓励，但不予以实质性的帮助。对于穿衣、洗脸、洗澡这一类部分掌握的内容，家人可以给予小美一定的辅助，但是要制订出计划，逐步减少辅助，让小美慢慢能自行完成。对完全无法完成的内容，比如拿筷子、系扣子、刷牙……我建议先分解每个项目，练习相关技能，待其掌握后，再按照分解的项目一步步进行练习，直到能独立将一串动作连续起来完成。

培养小美独立学习的能力，这一项其实早已贯穿在所有的康复训练项目中了。之所以单独列出来作为计划的一部分，主要是"自己的事情自己做"这一理念，需要在训练中不停地给小美进行灌输，并得到强化。小美需要将这一理念内化到自己的行动中去，唯有如此，她才能独立地去完成所有力所能及的内容，并不断去发展新的能力。

3.计划的具体实施

小美对于家人要求她独立完成某些生活项目感到不满，时常有哭闹的表现。对此，在训练室的时候，我给小美的家人示范了如何引导小美独立完成一系列的动作、活动。

比如，我要求小美自己推开桌子，坐好后再将桌子拉拢来。由于定制的学习桌椅很重，小美需要非常用力才能推动桌子。习惯了家人帮忙的小美，开始时并不太愿意做。我再次要求她时，她推了一下就停了下来，开始东张西望，不肯再继续。于是，我拉着小美的手放到桌子边缘，并说道："来——，我们来推桌子啰！"我拉着她一起推动了桌子。就这样，在后面的训练中，每当小美停下来不愿推桌子时，我就会拉着小美的手一起推，直到最后完成，并给予她鼓励。进行了几次后，小美逐渐习惯了在我的辅助下去推桌子，于是我开始减少辅助，且用力慢慢减少，直到我不再拉她的手，而是把手放在她的手腕处象征性地给予辅助。再接着，由手腕到手肘、手臂、大臂、肩膀，直至最后我不再给予任何辅助，而只是用言语提醒："小美，把桌子放好。"小美已经一步步地学会了推桌子，能够独立地完成了。

如法炮制，在训练室里，小美很自然地学会了独立完成力所能及的各项事情：敲门、开门进入治疗室，挂好自己的外套，放好自己的小背包，自行拉开桌椅坐好，下课时收拾好玩具、学具，摆放好桌椅，关门离开。

生活自理能力的提升，更多的是在家里完成的。于是，我和小美的家人一起制订了每周的家庭训练内容，从最基本的独立拿勺子吃饭、脱衣服等开始，辅以大肌肉运动、小肌肉精细动作的练习，在家里不断实践练习。家长需要在每周一的时候向我反馈她在家里的完成情况，以便随时调整训练内容，以及慢慢提升难度。经过一段时间的训练，小美可以独立使用筷子吃饭、系扣子等，也能自行脱衣服，或在少量辅助下穿衣服。

随着小美的生活自理能力不断提升，她已经能够独立完成大部分的基本生活技能了，也表现得更加活泼主动，愿意尝试各种新的活动，以及学习并运用新的技能，甚至主动开始要求参与各种家务。家人的笑容也越来越灿烂，尤其是老人，切身感觉到照顾小美更轻松了。在我结束和小美的工作后一段时间，小美的外婆发给我一段视频：厨房里外婆在忙着做饭，小美在一旁独自坐在小凳子上专心地剥着鹌鹑蛋，剥一个吃一个，动作很灵活，表情也非常愉快。看得出来，小美的独立生活能力和精细动作能力都已经很不错了，而小美和家人也都对"自己的事情自己做"这样的状态感到很满意。

像小美这样认知能力不错的孤独症儿童，如果想要进入正常学校就读，就必须关注和培养其独立能力。否则即使有一定的学习能力，却因为无法独立地听课、学习、完成作业，也无法独自如厕、照顾自己，将难以融入学校生活。独立性的培养其实贯穿于日常的方方面面。最基本的是自我的照料能力，如洗漱、穿衣、如厕、吃饭。当孩子能较好地照顾自己，会增强其自信心，减少依赖心理，也会更有兴趣去尝试、探索外界的事物。

训练方案

独立能力差的儿童往往缺乏主动性，在学习、生活上事事依赖他人，导致无法独立地听课、学习，离开家人寸步难行。独立能力的培养可以从生活、学习的各个方面来进行，关键是家长要控制自己忍不住伸手帮忙的习惯，随时具备培养孩子独立性的意识，小到自己吃饭，大到学习任务的完成、整理自己的物品……家里的日常生活、康复中心的训练内容，每项活动都可以有意识地让孩子尝试独立进行，不断强化他的独立自主意识，让其养成独立完成力所能及之事的习惯，为将来进入学校独立上课、学习，照顾自己做好充分的准备工作。

五、未来可期

经过近2年的康复训练，小美的进步非常明显，她变得更加活泼可爱。在情绪、行为方面，她对周围的人和环境充满好奇，愿意探索和接触其他人或物品，能情绪稳定地与熟悉的大人一起玩儿，和小朋友一起时也能遵守团体纪律，参与集体游戏；生活上基本的穿衣、吃饭、如厕等能独立完成，还可以帮家里人做些简单的家务。在学习、游戏方面，她掌握了近两百个词汇，能流畅地使用句子进行表达和简单的加法运算，能灵活且有耐心地操作拼图、积木等玩具。在最后一期训练时，她已经能比较好地拿笔书写，读简单的儿童读物，并学习幼小衔接的相关内容，为进入小学做准备。

其他孤独症儿童的父母对小美的表现都感到羡慕，经常向小美的家长请教教育的经验。但这2年的康复训练中遇到的各种困难、艰辛难以一言道尽。小美的成功有多方面的因素，本身的智力水平不错，也具备基本的语言能力，还有小美家人的密切配合和坚持不懈、科学有效的康复训练计划……但是就小美来说，自身情绪、行为的改善，独立生活能力的提升让她的学习更加合作、高效，与他人相处时更容易被接受，也让她增强了自信心，更有意愿去探索外在的人和事，扩展了新的兴趣爱好，为将来的求学、社交创造了更多的可能性。

对于孤独症儿童而言，多种因素的综合作用，才有可能引发孩子的改变或进步。一般来说，任何孩子的成功都离不开这几点：自身的能力水平，符合孩子能力的、科学有效的教育干预，家长的参与、陪伴，家庭对科学教育理念的践行。如果孤独症儿童具备了以上几点，也就预示着他的康复治疗效果不会太差。再加上稳定的情绪、行为，独立自主的能力，就像小美一样，甚至有可能进入普通学校就读，和同龄儿童建立一定的社交关系，最终拥有广阔的未来！

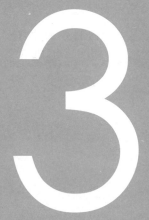

CHAPTER

3

第三章

同向
而行

共同一致的努力是
疗效的保证

在孤独症儿童的康复训练中，治疗师和家人的努力目标是一致的：共同帮助孩子学习、成长。尽管目标一致，但家人与治疗师、与不同家人之间教育方式以及训练细节上的差别，有时会成为孩子进步的障碍。在本章的案例中，由于家庭的现实情况，陪伴训练的家长们与治疗师之间教育理念的不一致，导致了一些问题，从而影响了康复的结果。

一、没有眼神交流的初次接触

轩轩5岁，长得虎头虎脑、乌黑的大眼睛、圆嘟嘟的脸蛋，总是笑嘻嘻的，看起来萌萌的，非常招人喜欢。第一次见面，爸爸让他和我打招呼："轩轩，这是王老师，说'王老师好'。"他笑嘻嘻地四处张望，似乎并没有听见。爸爸又说了一遍，他仍没有反应。爸爸将他的脸转向我的方向，正对着我，结果他目光闪躲，眼神忽上忽下、忽左忽右，就是不看我。爸爸提高嗓门又强调了一次，他机械、快速地说了一句："王老师好。"爸爸有些无奈，说这孩子有时候就是这样，好像听不太懂大人的话。

因为父母工作忙，轩轩出生后就由爷爷奶奶照顾。老人把轩轩照顾得很好，他长得白白胖胖，很是招人喜欢。在家里，常常是爷爷奶奶忙着家务，轩轩独自在一旁玩儿。他从不在意爸爸妈妈是否在身边，也从不哭闹着要求大人们陪他玩儿，总是笑眯眯的。众人都觉得他很乖巧懂事，让大人非常省心。

但随着年龄的增长，父母渐渐发现轩轩和其他孩子有些不一样：家里人在叫他时，常常是十喊九不应；和其他孩子一起时，他总是自己玩儿自己的，对别人没有什么兴趣；语言上常会重复别人说过的话，也似乎不太理解对方的话……和前面讲过的小美一样，爷爷奶奶都觉得孩子还小，再大些就会好了。于是，轩轩继续乐呵呵地生活着，直到进入了幼儿园。

上幼儿园后，轩轩的表现更加突出：他在团体环境里很难安静地待着，不时突然离开座位，在教室里来回跑动，或者突然在课堂上大声地自言自语或喊叫；老师带小朋友做游戏时，他拒绝参加，一个人在旁边看图画书；老师要求做什么时，他多半会置若罔闻，我行我素；课堂上，他很难集中注意力去听老师的话，眼睛四处张望，随便下座位。他基本属于放任式的学习状况，学到的知识比较零散。爸爸妈妈比较担心他学习不好，在家也会教他一些基本的学习内容，令人惊喜的是他识字掌握得非常快，很快就能认识几百个字了。老人们都夸轩轩聪明，但他却对数学的理解和学习非常困难。

一段时间后，由于轩轩和其他孩子之间存在的巨大差异，在幼儿园难以服从指令，而且经常影响到课堂进程，老师婉转地告诉了家长，建议带他去专业机构看看，进行有针对性的特殊训练。轩轩的父母找到早教机构，安排了一对一的学习课程，但是收效甚微。他的专注力、数学能力依然很差，尤其是数学方面，让父母感到焦虑不已。

一转眼，轩轩就到了5岁。从他行为控制困难、数学能力差的倾向来看，家人开始担心他1年后是否能适应小学阶段的学习和生活，也不免有些着急，又不知道怎样才能改善他的情况。一次，爸爸偶尔看到了介绍孤独症的科普文章，感觉轩轩的一些表现非常像孤独症症状。在和家人商议后，爸爸带他去儿童医院和几所专科医院就诊，得到了相同的诊断——孤独症谱系障碍。全家人经过协商后，决定带孩子进行康复训练。

轩轩的情况属于康复训练中比较常见的孤独症。他的表现具有比较典型的孤独症症状，比如目光对视差、与人接触互动困难、难以遵守规则……其中，眼神对视差是孤独症儿童显著的表现之一。在国外，有些低年龄的孤独症儿童（2岁以下）被诊断为孤独症谱系障碍，其首发的症状就是缺乏目光对视、目光对视短暂或回避目光对视。

训练方案

目光对视是筛查孤独症的重要内容之一。目光对视，是基本的社交能力，人们往往会通过眼神与他人进行情感交流，获取或交换信息。如果父母发现儿童持续缺乏目光对视或者回避目光对视，就需要引起警觉了。家长们需要仔细观察儿童是否还存在其他的问题，例如，是否有意愿和其他同龄儿童接触、游戏，是否还存在语言、行为等其他方面的问题。如果发现其和周围同龄儿童存在较大的差异，请及时到儿童医院或专科医院进行就诊。

二、陪伴也是训练的一部分

1.最理想的陪伴

在谈到有关轩轩的康复训练安排时，我向轩轩的爸爸提出日常训练需要一名家长全程陪同。他有些犹豫。因为工作的原因，轩轩的父母每天都要上班，无法陪同孩子训练。于是，他提出请轩轩的外婆过来陪同。这种情况在我们的工作中也很常见，训练室里的陪伴者大多是孩子的爷爷奶奶或外公外婆。

陪同孩子进行康复训练的人选，无论从哪一角度出发，最理想的都应该是父母中的一方。家长在机构陪同训练，可以学习相关知识、技能，回到家后又能对孩子进行家居训练，配合、巩固、强化当日所学的内容，拓展、泛化已经掌握的部分。对家长而言，在机构获得相关指导，可以更清楚地了解孩子各方面的能力，以及孩子的情绪、行为特点，也就能更好地辅助孩子康复，更加自信、坚定地陪伴孩子成长。对孩子而言，康复训练治疗从机构延伸到家庭，通过一致的教育内容、模式和方法进行衔接，可以得到很好地适应和拓展，也能获得家人更多的理解和支持，从而促进其认知能力、社交能力的提升。

2.退而求其次的选择

如果父母不能陪同训练，大多是由祖父母承担了这一任务，正如轩轩一家那样。对一些家庭而言，这或许是一种不得已、退而求其次的选择。但是，如果是由祖父母来陪同训练的话，我建议最好选择精力尚可、身体状况比较好的长辈。

曾经有一位陪同的爷爷，已经70多岁了。在给孩子进行训练时，他很难配合完成日常的学习内容，更不用说当孩子到处乱跑或有一些冲动、攻击行为时去做些什么。他大部分时间会靠在椅子上打瞌睡，醒来时能做的也无非是有意无意地喊上几句，要孩子注意安全之类的。因为精力缺乏，他的表情、情感也很平淡，而孤独症儿童本来就存在社交困难，长期和这样的老人待在一起，孩子更加难以观察、体验和学习到情感的变化。其实这位老人所陪伴的小孩自身能力还不错，但他的进步却十分有限，这和陪伴者的状态是相关联的。

即使祖父母身体健康，但由于孤独症儿童的训练是一个长期、循序渐进的过程，一段时间的持续陪伴后，老人们难免会出现体力不支，难以配合训练的现象。而且，那些对孤独症相关知识不甚了解，且没能陪伴孩子进行训练的父母，在没有祖父母帮助的情况下，他们难以应对孩子的种种问题，常常束手无策，以至于生气暴怒，然后对孩子失去信心，进而更难参与到孩子的教育之中。此外，孩子在家中也会因祖父母的在场与否而表现出极大差异，祖父母和父母的不同应对处理模式让孩子很难形成稳定的情绪、行为，能力也经常表现出不稳定性。

因此，对于这样一种退而求其次的选择，虽然陪伴训练这一工作交给了祖父母，我仍建议父母对孩子的关注不能少。每天，父母都要及时向祖父母了解孩子的训练情况，以及清楚自己在家里可以做哪些事情或者应该注意哪些情况。

3.最糟糕的情况

除了上述情况，还存在由其他固定人员陪同训练的情况，如聘请的特教老师或住家保姆。尽管他们也能够将机构内的训练延伸到家庭，并尽量保持一致，但作为习惯依赖老师或保姆的家长们，在孩子出现问题时，常常会一筹莫展，完全不知道如何处理。一旦这些聘用人员请假或离开，家长们会很容易陷入对孩子不知所措和抱怨生气的氛围之中。

最糟糕的情况是陪伴者的不固定，今天是爸爸，明天是妈妈，后天是奶奶，大后天是外公……以至于孩子的康复训练难以保持一致。由于现实状况以及认知上的不足，一些家庭以为陪伴孤独症儿童训练如同上幼儿园时接送孩子一般，不必固定某位陪伴者。这样做存在一个后果：陪伴的家庭成员们不能完全掌握治疗师教的全部内容，每个人都会按自己的理解对孩子进行训练，甚至随意调整训练的内容和方法。

孤独症儿童本身就存在适应性的问题，他们的刻板表现在对人、对物以及环境上。当训练机构和家里的教育模式较一致时，孤独症儿童也能较快、较好地适应康复训练，学习并巩固泛化所学到的内容。随着陪同人员的不断变换，他们很难适应不同人的教育模式，也会变得情绪烦躁、拖沓懒散，甚至拒绝学习、行为冲动。

考虑到这些，我建议轩轩最好还是由精力较好的父母来陪同训练，而不要选择与轩轩一家并不住在一起的外婆。如果外婆在训练机构学到的训练知识和方法，在轩轩回到家后不能得到有效的执行，训练的效果会大打折扣。轩轩的父母尽管也同意我的建议，但因为现实的原因，只能约定由轩轩的外婆来陪同进行训练。这多少让我有些担心，随着训练的深入、难度的提升，对轩轩的要求会越来越高、越来越精细，而教育模式的不一致很有可能出现一些意料之外的问题，导致学习上的困难。

孤独症儿童陪同训练的家长，像轩轩这样由外公外婆陪同训练的情况不在少数，这也是我国孤独症康复训练中常见的情况。但就孤独症儿童的特殊性而言，陪同训练的家长需要长期陪伴孩子，观察孩子的情况、理解孩子的症状、学习教学内容、掌握处理常见问题的方法。此外，还要承担家居训练，这些都需要家长倾注极大的心力、精力。所以，年轻力壮、能学愿做的父母是最佳的陪同训练人选。

训练方案

　　谁来陪同孤独症儿童进行训练？从孤独症儿童长期康复的角度而言，我们建议首选的陪同人员是父母。父母是和孩子最亲近的人，孩子也会和父母相处最久。如果父母不具备理解、教育孤独症儿童的能力，那面对孩子的各种问题时就会感觉束手无策。当然，每个家庭都有自己的具体情况，如果父母实在无法陪同，和孩子长期共同生活、身体状态不错、愿意学习的长辈也可以。总之，精力充沛，能配合康复训练，愿意学习孤独症相关知识、技能，能固定陪伴孩子在机构、在家进行学习、训练的家长，这就是比较合适的人选。反之，频繁更换陪同家长是大忌。不同人员、不同教育风格随意切换，可以预见这样被陪同训练的孩子大多疗效不会太好。

三、不能安坐的轩轩

1.感觉统合的失调

轩轩一进到训练室，就在凳子上扭来扭去，难以安坐片刻。他歪斜地靠在椅子上，一只手臂半搭在桌上，另一只手懒洋洋地拨弄着玩具，两条腿不断向前踢着。不一会儿，他把腿收了回来，又半蹲在凳子上，身体靠在椅背上，双手拿着玩具把玩。一旁的外婆急忙制止，不许他蹲在凳子上。于是，他又换了个姿势，跪坐在凳子上，整个身体朝前趴在桌上。不到一分钟，他又将一条腿放下，随意踢着，另一条腿仍旧叠坐着。最后，他半个屁股坐在凳沿儿上，两条腿在地上来回蹭着……短短一两分钟，他变换了好几个姿势。

我向外婆了解了轩轩在家的表现。外婆告诉我，他在家时也是如此，总是坐没坐相，站没站相，走路也喜欢靠着人或东西。家人也常常提醒他，但收效甚微。我对轩轩进行了感觉统合能力评估，结果显示他存在明显的感觉统合失调，尤其是前庭觉和本体觉两项得分都很低。他的大肌肉能力欠佳，核心肌力不够，身体难以维持稳定的状态。因此，他需要通过不断变换姿势来进行调节，而且他的注意力不集中也和此有一定的关系。

我向外婆解释了轩轩难以安坐、注意力不集中的可能原因，也向她讲解了一些感觉统合的知识。借此希望她能理解轩轩，不要过度责备他的某些行为，理解他也在努力地调整自己，只是由于感觉统合失调的原因，一时难以保持稳定的状态。

我安慰外婆不要太担心，也表示会逐步教她一些方法来改善轩轩的行为问题。我建议家人对轩轩的要求暂时不要太高，先不要求他能全程安坐，只需在学习时可以集中注意力即可，之后随着他感觉统合能力的提升，再逐步提高对坐姿和行为控制的要求。同时，轩轩除了要在医院进行一定强度的感觉统合训练外，也需要在家进行相关训练，而这就需要家人们的配合了。

2.对感觉统合训练的逐步适应

我给轩轩制订的训练计划中，感觉统合的训练强度是逐渐增加的，并且在内容上也按照医院和家庭的不同情况进行了调整。刚开始时，胖嘟嘟的轩轩运动起来有些笨笨的，动作不太灵活，协调性也不太好，对有些项目会感到害怕。在稍稍做了几个动作或一小段时间后，干脆一屁股坐在地上不愿意动了。他开始有些排斥，每当要进行感觉统合训练时，就抓着门框大叫着"不上感统课"，不愿意进训练室。外婆每次都得和外公一起，将轩轩强行抱进去，然后两人连拖带拽地辅助涕泪横流的轩轩进行训练。

当看到他因为能力差而不愿意做感觉统合训练时，我使用了他特别感兴趣的图卡作为强化物。每次训练前，我会为外婆准备一叠认知图卡，内容大部分是他已经掌握的词汇。当他不愿意进行训练时，外婆就拿着图卡去吸引他的注意力。每当他完成一部分训练内容后，就奖励他得到一张图卡。这个方法让他的训练效率提升了不少，抵触也减少了一些，他似乎觉得这样训练下来的感觉也不是那么糟糕。

之后，我又根据他对感觉统合训练项目的喜好程度，让外婆穿插着进行，即完成一项他觉得困难的内容，再去选择一项他喜欢做的项目；而对于他不喜欢的吊缆或大笼球，在数量上也不要求他能一次性做完，而是分成几次完成即可。对轩轩而言，感觉统合训练的完成没有那么艰难了。他从最开始的抵触，到逐步调整与适应，最后能开心地配合进行训练了。

3.专注力的提升

起初，轩轩在做游戏或玩儿玩具时，我对他没有做任何要求，他可以使用任何喜欢的姿势。在开始学习后，我才要求他背靠着椅子坐直，双手交叠放在桌子上，并且眼睛要看向我。在经历短短数秒的短暂学习后，他才可以放松下来，以自己喜欢的姿势和我玩儿。考虑到他的前庭功能，晃动双腿可能会让他感觉比较好，也能较好地维持注意力，于是在开始的学习中我并没有对他的腿做任何要求，他可以随意地晃动或蹭来蹭去。

经过一个月的感觉统合训练后，轩轩的体力比之前增强了，大肌肉能力、平衡协调能力都有所提升，部分较为困难的项目也能一次性做完。他的自信心也因此得到了提升，能够较为主动地去做某些项目的训练了。我让外婆逐步撤下了图卡，而用赞赏、拥抱等社会性支持去强化他的主动性。

当轩轩大肌肉协调性和身体的稳定性有所提升后，我要求他安坐学习的时间也随之增加。他做不到时也会懒散地靠着，我也并不勉强，会反复用手扶住他的背，辅助他去坐直，并维持一定的时间。此外，我也开始要求他不能大幅度地踢腿，只能小幅度地晃动。尽管他感到有些不舒服，但还是能够进行控制。随着训练的加深，我的要求也越来越严格。两三个月后，轩轩在每次听到我"坐好"的指令时，都能双手交叠，身体挺直地坐好了。

4.不能安坐的背后

外婆和家人对轩轩的变化感到很高兴。在我看来，这与他们的积极配合是有关系的。在轩轩的训练过程中，我常向他们强调的是，孩子的问题不是一天形成的，要改变也不是短期内就可以的；家人们需要理解孩子，给孩子一些时间。孩子能做到固然好，做不到也不要着急，说明他的能力还没有达到，需要我们耐心地等待和辅助，并坚持配合科学训练。当他能力达到时，自然就可以按我们的要求做到了。

当然，我们需要根据孩子的实际能力去处理。轩轩后期尽管也做到了能够安坐，注意力也比较集中，但维持的时间还是有限。我也不要求他一节课30分钟都坐好或集中注意力，只在进行学习时明确要求，而中间休息、做游戏或玩儿玩具时不做要求。放松时，他可以很舒服随意，而在学习时能够安坐、集中注意力，这样"坐好"的指令或规范的坐姿才会更有意义。

有很多家长会在训练一开始就关注孩子的认知或语言能力，而往往忽视了孩子的坐姿。其实良好的坐姿，是进行康复认知训练的基础。就像轩轩的训练一样，我会比较关注坐姿这一点。在对每个孩子开始进行训练时，我都会要求他们具备这一基础。坐姿不好，说明他们的身体协调性、稳定性不够，注意力也会难以集中。在改善坐姿的同时，也就提升了他们的注意力。治疗师在后期进行更复杂、精细的训练时，更加需要孩子能够坐好。只有这样，他们才能更好地关注到老师的操作或教学，而老师也不会为了维持孩子的坐姿而消耗双方过多的精力。

训练方案

良好的坐姿是开始训练的准备工作之一。坐姿不好的孩子很容易处于一种懒散、松懈的状态，难以去关注治疗师、关注学习内容，经常走神、游离于课堂之外，导致学习效果大打折扣。我们需要对儿童进行评估，了解其是否存在感觉统合失调，或对人、外界事物缺乏兴趣，或抵触、消极回避学习、训练，还是注意力难以集中、容易受外界环境影响。再根据孩子的具体情况进行调整，如果是感觉统合失调的要加强感觉统合训练；如果是对人、对外界缺乏兴趣的，那就从孩子的兴趣点出发引导；如果是抵触、回避学习的，可将孩子喜欢的游戏融入学习中，增加趣味性；如果是注意力不集中的，要减少环境干扰，进行相关的训练，提升注意力……当孩子能安坐好，注意力集中地去关注治疗师，配合学习，训练才可能顺畅、高效，教学才能有所收获。

四、艰难的数学之旅

1. 从唱数练习开始

因为有过上幼儿园的经历，轩轩很快就适应了我们的训练环境和课程设置，进入到具体的教学学习中。经过前期基础项目的学习后，我们进入了数的概念学习。数学一直是轩轩的短板，也是家人最为担心的方面。他的语言和其他认知水平还不错，以至于让我觉得家人的担心有些过度。然而，当我们开始进入到数学学习时，我才认识到事实的艰难：他不会点数，唱数能力有限，不懂得数量配对，不会比较数字大小，也就更谈不上计算了。于是，我们从最简单的项目开始了艰难的数学之旅。

我们从1～10的唱数开始。轩轩从1唱到5没有问题，但唱到数字5以后，唱着唱着他就开始跳数或颠倒了，比如"6、8、7、9、10"。为了让轩轩加强印象，并熟练掌握唱数的顺序，我有意将目光对视练习加入到唱数中。当我发出"看我"的指令后，在轩轩看向我的同时，我开始从1唱数，当数到10的时候，目光对视的练习也就结束了。这样反复练习了几天后，轩轩从听我唱数，慢慢变成跟着我一起数，再到后来熟悉了唱数，能够自己主动去数。

我们接着往下进行，从11数到20明显对轩轩来说有些困难，而且他对不断重复地唱数也感到有些乏味了，经常会走神，或者一旦卡住就停下来，不愿意再继续。于是，我进行了一些调整，在唱数过程中加入了一些速度、声音的变化或停顿。同时在互动游戏环节也加入唱数，比如可以通过唱数来表示抛了多少个球，或者一定要唱数到20才可以去换别的玩具……这些变化让轩轩觉得很有趣，也不由自主地在半玩儿半学中继续练习唱数。

外婆和家人感觉轩轩似乎掌握了一定程度数的概念，他们的焦虑有了一定程度的缓解。当然他们期待的是轩轩能有更大的变化。轩轩回到家后，他们也积极去引导他进行一些唱数的练习。但当轩轩唱数到15时，跳数或颠倒的情况又出现了。家人开始有些着急，不停地让他练习。当他卡住时，也不断地去提示，但他的表现却越来越差，往往在数到13或14时就停了下来，需要家长一直提示。家长的耐心不断被消磨着，努力地耐着性子让他重新开始。轩轩不能理解家长的烦躁，对不断地重复感到厌倦，懒洋洋、慢吞吞地配合着，一副消极怠工的样子。家人最后实在受不了，在某些时候没能很好地控制情绪，有几次愤怒地责骂了轩轩，说他不用心去学，连1～20都数不下来。轩轩对家人提高语调、拍打桌子的行为感到害怕，每次都怕得哭了起来。

2.大量重复训练的反思

类似轩轩的情况，在康复训练中非常常见，大多数家长们并不知道该如何处理。他们在看到孩子有了一点儿进步后，就会不断地催促、逼迫孩子持续学习，希望能看到更多、更大的进步。孤独症儿童固然需要大量的重复训练，但是，如果过度地一味重复，时间久了孩子也会厌烦，就会出现轩轩在家时的消极怠工的状况。当训练并没有带来孩子的进步时，我们需要评估所制订的学习内容是否过于困难，是否超出了孩子的能力范围，或者是否我们的教学方式让孩子感到乏味，以致他们失去兴趣而应付了事。

我让外婆旁观轩轩的训练情况，并向她进行了解释说明。告诉她，轩轩虽然会偶尔开小差，但还是能做到和我一起学习，并且训练的完成情况也还不错。轩轩在唱数时也会有错，但我不会批评他，也不会发脾气，而是态度平静地重复正确的数字，让他接上去。如果他卡住了不继续，我会问他："下面呢？"如果他能继续，我也就不再说什么。在他实在不知道或说错了时，我会提示他一个数字，然后等着他继续。为了给轩轩建立自信心，提醒他数到了哪里，而在他每说完一个数字后，我会重复该数字，好像是我在跟随着他学习唱数一般。他也很喜欢这样的方式，会更愿意继续。

对于孩子还没能完全掌握的新知识、新内容，我们需要有耐心，不能着急。同时，需要给予他们合适的辅助，比如提示，不能提示得太多，也不能完全不提示。我们给的辅助是要刚刚好的，在他需要时给予，在他有能力继续时等待。同时，我们还要找到一些技巧和方法，让孩子愿意一起学习，让他觉得学习不是一件痛苦的事情。

在连续几次唱数练习后，轩轩可以去玩儿玩具，做他喜欢的其他项目，或者休息一下。多次练习的中间穿插其他内容，也会让轩轩觉得训练没有那么乏味和痛苦。即使有时他感到有些无聊，但因为有其他项目或游戏的存在，他也能够忍受。在这个过程中，治疗师或在家指导训练的家人要做到不急不躁，循序渐进，保持稳定的态度和情绪。

外婆向家人们转述了我的解释和方法，他们表示愿意调整心态，不再那么急功近利。家人们的改变让轩轩轻松了不少，学习时的没精打采或消极应付的状态也有所改善，更愿意配合家人进行学习。

3.点数的突破

经过一段时间的练习，轩轩终于能在没有提示的情况下，独立完成1～20的唱数了。这时，我们开始了点数的学习。轩轩的小肌肉能力欠佳，手眼协调也不够好。于是，在点数小积木的时候尽管他嘴里说着1、2、3、4、5……但小手却是上下左右，不知道点到哪里去了。有时他会四处张望，眼睛根本不看积木，或者冲着我笑嘻嘻，让人哭笑不得。

根据轩轩的情况，我改用了比较大的正方体积木，以方便轩轩用手指点数；又将积木排列整齐，减少了干扰，让轩轩能按顺序进行点数。如此一来，他的确能按照我所排列的顺序进行点数，但手指的点数频率和位置仍然错乱，无法与数字对应，甚至开起小差来。轩轩对积木本身的兴趣似乎要更大，常常数着数着就停了下来，把玩起积木来。

考虑到轩轩注意力集中时间短，我留下了同一颜色的积木，并且减少了积木的数量。先让他每次只点数5块积木，同时规定只要他点数完成了就可以玩儿积木。果然，受到能玩儿积木的"诱惑"，加上数量的减少，轩轩开小差的次数明显减少，每次都能点数完5块积木。除了准确率还有待提高外，轩轩保持了不错的主动性。在我看来，在儿童康复训练中，孩子自身的主动性比学多少内容更重要。

为了帮轩轩做到每数1个数字只点1块积木，我们共同唱数，并一起用手指点数。他可以跟随我，参考我的手指，在积木上一块块地移动，进行点数。这样练习几天后，他逐步明白了唱数和点数要进行配合。1～5的点数，轩轩往往口里唱着"4"，手指却已经点数到了第五块积木。考虑到轩轩视觉空间感不太好，视觉上对排成一整列的积木很难进行区分，在点数时也就很容易跳到下一块积木。于是，我再次进行了调整，让两块积木之间保持一定间隔。当轩轩每点数1块积木，我就将其移动到旁边，再让他去点数下1块。通过这一方式，轩轩大致掌握了点数的方法，可以顺利地进行5块积木的点数了。

为了巩固和泛化1~5的点数，我又使用了其他的物品来练习。从相同形状的积木、雪花片、小夹子、回形针，到不同形状的积木、串珠，再到平面的卡片、图卡，直到轩轩完全掌握了点数的方法，也能运用在任何物品上了。外婆和家人也会让他在家里对各种物品进行点数，也都能成功。轩轩已经有些数的概念了，他的进步似乎又让家人们看到了希望，也更加坚持配合进行训练了。对此，我也感到很欣慰，鼓励他们继续配合，大家共同努力，帮助轩轩成长。

4.数字排序的学习

点数的练习需要轩轩集中注意力以及较好的手眼配合能力，于是，我增加了手指小肌肉的练习，并在感觉统合训练中增加了手眼协调性的项目。例如，他在做吊缆的同时要去抛沙袋或扔球到指定的筐内。同时也建议家人在家里可以利用儿童篮筐练习投球，或者在做亲子游戏时玩儿一些抛接的游戏。

随着不断的练习，轩轩的手指稳定性更好了，手眼协调性也有所提升，可以较好地完成10以内的点数了。然而，当点数10以后的数字时，尽管他也能够完成，但时间一久他就会注意力涣散，会频繁地、不自觉地走神，表现得磨磨蹭蹭。比如，他会拖长声调"10——11——12——"我也被他弄得没了脾气，恨不得去替他完成，只能努力控制自己不动手帮他或不开口提示。我提醒坐在一旁的家长也不要过度提示，在他有能力完成的情况下给予帮助越多，他会越依赖辅助而不愿独立去完成。

这又让我不得不再次对训练内容进行了调整。因为轩轩在来训练前就已经认识了数字0~9，我决定在11~20的点数练习中，插入新的内容——数字排序。结合唱数进行数字的排列，对轩轩而言可能会相对简单一些，也会为他多带来一点儿趣味。

不出所料，当我拿出磁铁数字和小白板，轩轩饶有兴趣地反复把玩着，一扫点数时慢吞吞、提不起劲头儿的样子。我将磁铁数字排列在小白板上时，轩轩很好奇地把数字拿起来又放上去，或将几个数字合在一起又拉开，他对磁铁的相互吸引或排斥觉得很有意思。

我等他把玩了一会儿后便开始教学，先示范按着唱数的顺序排列完1～9，然后又取下数字，只留下"1"在白板上，让他按顺序向后排列。轩轩饶有兴趣地把所有的数字都排列到了白板上，但排列时拿取的数字与口中唱的并不一致，因此顺序是前后颠倒的。我修改了要求：数字散放在桌面上，每唱数一个数字，让轩轩找到它，然后放在我手指提示的位置上。在练习了几次后，轩轩似乎明白了一些，开始能有意识地排列数字，但耐心和专注力仍然有限，排好几个后就开始胡乱拿放了。于是，我只留1～3进行排序，他也很快就正确完成了。我允许他可以将排列完的数字拿下来玩儿上一会儿。接着，我们又开始1～5的排序……

5.奇怪符号的出现

随着数字排序训练的推进，当排列1～9时，轩轩不知道如何去区分数字"6"和"9"，以致经常颠倒放置。外婆也告诉我，他在家认数字时也常常会弄混"6"和"9"，有时候对"3"的左右也会分不清。

对于轩轩而言，这些奇怪的符号都长得差不多，为什么会分出来"6"或"9"呢？一个个简单的数字不像图画那么形象，也不像文字那样有具体的含义，对于抽象能力较差的孩子而言，会比较难以理解和记忆。其实，不仅仅是孤独症儿童，很多幼儿在学习数字或字母时也会出现左右或上下颠倒的情况。这和感觉统合能力里面的视觉功能有关，他们看物体的方式有时候就像是看镜子里面的物体一样。轩轩的感觉统合训练无论是在医院还是在家里一直都在继续，但视觉能力的提升并非一蹴而就的。当下，我需要想办法让他暂时能区分这几个数字，只有这样他的学习才能继续下去。

轩轩是右利手，这是个很有利的因素。我告诉轩轩数字"3"很饿，要吃东西,所以它张大了嘴巴。我将自己右手的大拇指和并拢的其他四指,像张开的嘴巴那样打开,然后手放到数字"3"下面,让他去观察。我夸张地说:"我是3,我很饿啊!"同时拿出一块雪花片来"喂"到右手中间,形成了数字"3"中间的一横。轩轩觉得很有趣,也开始模仿起来。经过几次训练后,他可以按正确的方向去摆放数字"3"了。

而"6"和"9"的区分,就显得有些困难了,主要在于两个数字勾画得上下非常容易混淆。刚好这段时间我们在做小肌肉练习,其中的一项训练内容就是用手指做出各种数字。数字"9"的手势是将食指伸出后弯曲,像个小钩子一样。一般情况下,我会和轩轩互相勾着,做"打钩钩"玩儿。我试着告诉轩轩,向下打钩钩的就是"9"。我只需要他记住"9"的特质就可以了,因为只要记住其中一个数字,另一个自然能区分出来了。当他排列错了的时候,我就会把数字"9"拿出来,然后用手指去示范"9",反复地说"向下打钩钩",以此来加强他的印象。这样进行了一段时间后,轩轩终于能区别数字"6"和"9",加上不断加强的视觉统合训练,他也越来越熟练了。

在之后的数学学习中,包括数量概念、数量配对、比较大小等,轩轩也都会有这样或那样的问题出现,尤其是每次开始学习新的内容时问题尤其突出。为此,我都会绞尽脑汁,努力想出各种方法让他能有兴趣、有能力去一点点学习。虽然轩轩的数学之旅很艰难,但看到他的点滴进步,我们都感到很欣慰。

数的学习相对其他内容,如词汇的学习,要比较抽象,每个孩子的情况不同、能力不同,掌握的程度也会不一样。但是,根据每个孩子的兴趣特点、学习能力,选择适合他的教学方法,总会有进步和收获的。就像轩轩的数学之旅,看似艰难,也并非不可能完成。特殊的孩子需要用特殊的方法,只要寻找到适合他的方法,一步步来,就一定会有进步!

　　数学的学习比较抽象，对于能力较差、缺乏抽象概念的孩子，学习起来可能会比较困难。我们不建议所有孩子都做比较深入的数学学习。对于不同孩子，需要根据其能力进行相应水平的数学学习。有些孩子能力有限，只能进行数的认知，无法进行数的运算，就不要勉强其学习，硬逼也学不会，反而会让孩子更加反感、抵触学习。此外，有一定认知能力的孩子在进行数学学习时也要从易到难，一步步地进行，切不可依家长自己的感觉或想法而选定学习项目。比如，有些家长觉得孩子应该能做加减运算，就要求进行相关学习，而不顾孩子的真实水平。我们需要根据孩子的实际数学能力，从他已经具备的数学知识开始，从浅到深，逐项地进行学习。

五、训练方式的一致

1.频繁懒怠的原因

　　轩轩的学习渐渐步入正轨，他能跟随老师学习一些知识，并能很好地进行泛化，认知能力提升得也不错。大家都认为他的学习状态不错。但每当他有一些进步时，总会出现一些别的问题，譬如开始心不在焉、兴趣乏乏，对旁人的话充耳不闻，对我发出的指令往往需要重复好几次才去执行，执行起来也是拖拉、懒散。尽管轩轩也能配合进行训练，但是随着能力的提高以及训练的深入，这些情况的出现却越来越频繁。到后来，他给人的整体感觉就是一副"我不想学习，好无聊"的样子，缺乏主动性和活力，更像一只懒洋洋的小猫，似乎只要没有人提出要求，他就只想趴在太阳下睡觉或玩儿游戏。

我开始警惕起来，结合过去出现过的类似情况，感觉到轩轩的懒怠应该是和在家时的训练有关。有时候，家长的态度或行为，会让孩子感到压力。而且孤独症儿童表达情绪的能力非常差，当他们感觉到有压力或有某些负面情绪时，他们无法表达自己的感受，只能以消极或者不配合的方式表现出来。

我向外婆询问轩轩在家里的表现情况，想了解一下他在家时和在医院训练时是否表现一致。我需要确认轩轩问题的出现，是他自身的情绪问题，还是我训练方式的不当，抑或和家人有关。经过了解我得知，陪同训练的外婆晚上并不和轩轩一家住在一起，所有的信息都是从其父母那里获得的，外婆询问父母后给我的反馈是，他们也觉得轩轩最近比较懒散，但还是可以跟着做训练，就没有觉得这样有太大的问题。

那么，难道我的教学存在着问题？带着疑惑，我开始试着去调整自己的教学：降低了某些训练项目的难度，让轩轩不需要太费劲儿就可以顺利完成；增加一些趣味性强的游戏，让他通过互动来学习某些知识，愿意与我一起游戏、学习……一两周后，轩轩的精神似乎好了一些，但整体状态仍然不佳。我开始有些怀疑他在家里的训练和我的模式是否存在着不一致的地方。

此时，外婆也向我提出，轩轩的父母希望能来看看我的个训课。他们感觉轩轩在家里的学习越来越困难，一些简单内容的完成时间越来越长，对于他已经掌握的知识点在复习时也会出错。父母感觉训练环节非常吃力，不知道哪里出了问题，有些着急。

2. 家庭训练的情况

几天后，轩轩的妈妈来到医院。我请她在家长指导课时按照在家里的模式给轩轩上课，我全程观察并记录下来。

轩轩在妈妈上课时表现得比较疲沓，态度散漫、歪歪斜斜地靠在椅子上，妈妈的每个指令都需要重复好几遍，有时甚至要伸手去拉他，他才懒洋洋地去做。在操作过程中，轩轩进行得很慢，妈妈不停地去催促，反复地去提醒，他才在不断的辅助下做完，正确率也不高。妈妈不得不一次又一次地重复，直到轩轩勉强正确地完成。在中间休息时，轩轩抢到玩具后，即便不怎么玩儿也不愿意松手。当要进行下一项学习，妈妈要求他交还玩具时，他总要拖延半天，直至被妈妈强行拿去。轩轩在学习中遇到困难时，妈妈立刻就提示出应该怎么做，或者直接去辅助他。而轩轩则表现出一副"大爷样儿"，慢吞吞地，不会时就停下来左顾右盼，等妈妈提醒后再不紧不慢地继续进行。

我给妈妈示范了一次个训课。让妈妈感慨的是，我在上课时似乎要轻松很多，轩轩基本上都会配合，但在家时却完全不一样。课后，我又向轩轩妈了解到轩轩在家里时，以往都是由爸爸带着学习训练，轩轩平时在机构半小时的学习内容，在家里往往需要1个小时甚至更久才能完成。再加上感觉统合训练，让上了一天班的爸爸有时觉得非常辛苦，疲惫不堪。之后，妈妈也开始承担部分任务，两人分单双日轮流陪轩轩进行学习训练。但爸爸妈妈的态度和方式却很不一样：爸爸的要求相对要严格一些，轩轩做得不好时会提高声调，反复要求他做好，有时候烦了也会发脾气，高声责备轩轩；妈妈的态度相对会柔和一些，会温柔地反复提醒和要求，辅助也会更多些。

3.不一致的训练模式

了解到这些，我大致明白了轩轩的态度和行为问题，这些可能与他在机构和家庭不一致的教育方式有关，如果继续下去，轩轩的情况可能会变得越来越严重。

首先，正如前文所述，经常更换不同的陪同者或训练者在孤独症儿童康复训练中并不提倡，尤其是对刚开始进行康复训练的孩子，他们没有很好的适应能力，更需要稳定的陪同者和采取一致的教育方式，如果经常更换治疗师或辅助训练的家长，训练模式上的不一样，会让孩子觉得无所适从。时间久了，他们会对学习内容和学习场景产生抵触，出现厌烦情绪，通过懒洋洋、消极不配合或者以自我刺激、左顾右盼的走神方式表现出来。

其次，爸爸妈妈因为不是像外婆一样每天观察治疗师上课，而是通过外婆的转述来陪伴轩轩学习训练的，这就难免会忽略掉很多细节问题。比如，轩轩喜欢抢玩具，是因为父母给予强化的游戏时间太少，30分钟的一节课，可能只有两三次的机会。获得玩具或游戏的时间太短，所以每次只要玩具出现，他就会抓住不放，妈妈要收回时也不愿意交回。到最后，即使是自己不怎么感兴趣的玩具，他也会抓在手上，哪怕不玩儿也不愿意放下来。这一问题在我的个训课上也出现过，但我的规则很明确：不可以抢，如果抢，就没有玩具玩儿；只有安静坐好，我才会将玩具递给他。同时，在我的个训课上获得玩具和游戏时间并不困难，基本上短暂的学习后都会有休息、游戏时间，轩轩知道过不了多久他就可以再次玩儿玩具了，自然就愿意交还玩具了。

再比如不听指令的情况。当轩轩懒洋洋地瘫坐在椅子上时，我是不会发任何关于学习的指令的。我要求他必须端正坐好，然后我才会发出指令。坐好的目的是让孩子集中注意力，也是一种仪式感，让他意识到马上要进行学习了，需要集中注意力去关注治疗师或学习内容。而妈妈发出指令时轩轩正懒散地靠墙或趴在桌子上，轩轩既没有从懒散的状态中出来，更没有意识到要开始学习，自然无法迅速地配合。妈妈重复多次地发出指令，也让指令失去了效力。对于轩轩来说，不听指令也没有任何让他感觉不舒服的后果。因此，他可以在妈妈重复多遍后，甚至用手去拉他时，才慢腾腾地起身开始操作。

我们下达指令的目的是为了让孩子听从、服从指令的内容。指令应该是强有力的：一旦下达，则必须执行。如果下达指令和平时的问候寒暄没有区别，指令就失去了效力，变成了毫无意义的语言。和轩轩妈妈在家里的训练模式不一样的是，我在个训课上每次用简短、清晰的语言下达指令时，都会特地提高音调，提高辨识度。如果轩轩能迅速完成指令，我会立即进行强化和鼓励；如果没有反应，我会辅助他完成指令，让他明白只要听到指令就必须进行训练，无论是主动还是被动，必须有所行动。

再次，关于辅助的问题。我们要给予的是最小化的辅助，让孩子能最大化地独立学习。当轩轩训练卡壳时，可以用语言性的辅助，就不要动手帮忙，可以一次辅助的绝不要再次，甚至多次辅助……轩轩妈妈显然给予帮助过多，在轩轩一遇到问题停下来时就开始进行帮助。其实我们可以等等看，有时候孩子是有能力继续的，如果实在无法继续，也应先从口头提示开始，慢慢增加。

此外，对于轩轩操作上的错误，妈妈的问题在于没有给予及时的纠正，而是告诉他这样做不对，需要重新来一次。但是当孩子出现操作错误时，我们不仅要去纠正，有时候还需要示范一次正确的操作，这样孩子才知道自己错在哪里，下次才可能改正。妈妈指出了轩轩的错误，但没有及时纠正和告诉他正确的是什么，导致轩轩反复地进行操作，却总是在犯同样的错误。结果在某些训练项目上花费了很多的时间。

还有些细节上的问题，都需要陪同训练的家长在观看治疗师做个训时仔细观察、学习，并且亲自去实践。

治疗师随时发现问题，随时指导家长，这样才能保证陪同家长能用和治疗师一致的方法在家里和孩子进行学习训练。

4.治疗师的建议

轩轩的情况绝不是一天形成的，也不可能在一天内得到改变。如果继续按照这样的模式训练下去，不但轩轩在家里的训练会出现问题，也会影响到在医院的训练。我考虑了很久，根据轩轩的家庭情况，和轩轩的父母、外婆交流后，给他们提出了一些建议：

第一，固定一位家长作为轩轩在家的陪同训练者，特别是个训内容的学习陪同者，可以是爸爸或妈妈。第二，我建议固定的陪同训练者，如果有可能，尽量抽时间一周或两周来医院一次，观摩一下个训课，学习一下训练内容和方法。我可以在家长指导课上给予一些指导，也好让家长调整自己。第三，每周由爸爸妈妈拍摄在家做训练的视频，周一时由外婆带过来。我看过视频后，如果发现有问题，会请外婆转告给父母。第四，我更加细致地安排了居家活动的内容，包括学习内容和次数都做好详细的规定和说明，让父母更清楚，避免无限制地进行学习……

轩轩的家人听从了建议，固定了爸爸作为家庭个训的陪同者，同时不定期地录制视频。爸爸妈妈到医院来的次数也增加了一些。我也会和爸爸妈妈交流，就他们觉得困难的情况进行一些解释说明，也会请他们参加科室定期的科普培训，让爸爸妈妈能发现自己的教学方式是否有不当的地方，更好地理解轩轩的表现，以及了解如何应对轩轩的一些情绪、行为问题，从而不断地进行调整。

这样又过了一段时间，轩轩的情况有所好转。他的学习动力恢复了一些，愿意和爸爸一起学习，拖拉的毛病也有改善，服从指令也做得比较好，冲动抢玩具的行为基本上很少了。家长们似乎又松了一口气。

对于像轩轩这样的孤独症儿童，要适应经常更换不同的陪同者或训练者是件非常困难的事情，尤其是对于刚刚开始进行康复训练的儿童。孤独症儿童本身就有思维、行为刻板，凡事喜欢规则性的特点，有些孤独症儿童对于外界的变化非常敏感，陪同人员的突然变动，家长不一致的教学方法、态度、行为会让他们觉得不知所措、难以应对，出现情绪、行为上的明显变化，难以维持正常的学习状态，让训练效果大打折扣。

保持训练方式的一致性，尤其是对刚开始训练的孤独症儿童而言，是非常重要的原则。试想一下，三个人以不同的方法去讲解同一个学习内容，即使是正常的孩子也会感觉困惑！孤独症儿童的思维模式缺乏灵活性，固定、一致的教学模式会让学习内容更容易理解和接受，还能不断重复、巩固强化。要保持训练的一致性，需要陪同家长认真学习治疗师的教学内容和方法，在自己带孩子做训练时用和治疗师相同的方式进行，尽可能地复制治疗师的教学模式。此外，应避免更换陪同家长，教学的方法不是一两天就能学会，需要家长不断学习、实践。更换陪同家长，新来的家长短期内难以学习和掌握相关内容，很难做到一致性，会让孩子感到不适应，从而影响学习的状态和进展。

六、家庭配合协作的重要性

由于个人原因，我后来结束了和轩轩一起的工作，他由另外一位治疗师接手继续进行训练。偶尔和轩轩的家长、治疗师聊到轩轩，得知他的状态还是不太稳定，时好时坏，对学习的态度比较懒散、疲沓，难以施展全力，学习进展缓慢。

其实，轩轩的基础智力、能力还不错，但是陪同训练的家长经常更换，难以复制治疗师的教学模式。每个家长也都有不同的个性和行为模式，教学态度和辅助、处理方式的差异，让轩轩在面对不同人员时学习态度和行为差别很大，导致出现一些情绪、行为问题，从而影响了学习效果和进展。这实在是非常遗憾的事情！

每次想到轩轩，我都会不由得感慨：虽然治疗师运用了比较科学的教学方法，家长也非常努力，一直坚持陪伴，但有些现实因素也是很无奈的。每个家庭都有各自的现实情况，哪里又能做到理想化的一致性教学呢？真心希望所有的孤独症儿童都能有固定的陪同训练家长，治疗师和家长配合协作，大家保持一致，尽量减少教学模式的差异，最大程度上让孩子保持稳定的学习过程，协助孩子更好地学有所得，不断成长！

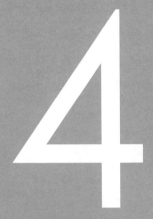
维尼的世界

独特的行为模式或
爱好也是助力

孤独症儿童的外在表现在旁人看来大同小异，但实际上也是千差万别的，他们有着自己独特的模式和不尽相同的偏好。在对孤独症儿童进行训练时，我们可以从他们的一些自身特点、喜好出发，在充分了解其行为或情绪问题背后的因素基础上，为他们制订训练方案，并在训练过程中及时进行调整。本章案例中维尼的训练过程，治疗师制订的方法就极具个性化，并取得了良好的效果。

每个家庭都对孩子有各种各样的期望，希望他们聪明活泼、乖巧听话，希望他们勇敢无畏、谨慎细心……无论是哪一种期望，都是美好的。但总有些孩子没那么称心如意，他们会在这一点或那一点上挑战着大人们的期望甚至底线，却又令人无计可施。一些时候，失去耐心、情绪没能控制好的父母会忍不住发起脾气来，一顿"狂风暴雨"后，看着可怜难受的孩子，又不禁怜惜、懊悔。无可奈何的父母不知道究竟该如何处理，使得这样的场景一次又一次地在家庭生活中重现。维尼就是让父母手忙脚乱、烦恼不已的孩子之一。

一、活泼多动的维尼

维尼来到医院时4岁半，乌黑的大眼睛，肉嘟嘟的脸蛋，圆滚滚的身体，经常咧着嘴呵呵笑，看上去像一只憨态可掬的维尼熊，非常招人喜欢。维尼看上去体格壮实，但身体并不是很好。他患有过敏性鼻炎，经常感冒，有时候还会诱发哮喘。他从小在发育上就稍落后于同龄儿童，1岁半时才开始走路，还只能发单音，2岁半时仍无法说出完整的句子。也许是因为身体有些胖，他不太喜欢运动，动作看上去也有点儿笨笨的，走路经常会磕磕碰碰。爸爸妈妈曾带他到儿童医院看过，被诊断为"精神发育迟滞，感觉统合失调"。

起初，家人并没有觉得有多大问题，因为维尼吃、睡都正常，不过是说话和走路发育得慢一些而已。但随着年龄增长，细心的妈妈发现维尼似乎总是一个人玩儿，不像小区里其他孩子，见到同龄的小朋友会凑上前一起玩儿。当妈妈有意识地邀请其他孩子和维尼一起玩儿时，他竟会对其他小朋友视而不见，除了他们手中的玩具，很少去关注小伙伴们，基本上不会加入到他们的玩乐中去。维尼很活泼好动，喜欢去敲打或拆玩具，常常会抢其他小朋友的玩具摔打，一刻都难以安静。他的这些破坏性行为，引起了周围小朋友的不满。后来，即使妈妈邀请，也没有小朋友愿意和他一起玩儿了。

等到维尼3岁上了幼儿园后，妈妈心想终于可以松一口气了，这下有人会教育他，也有人能陪他一起玩儿了。但美好的期望落空了。进入幼儿园的维尼，虽然身边多出来很多小朋友，可他仍表现出明显的我行我素，不但不愿搭理小朋友，做游戏时参与不进来，还会抢别人的玩具，拿着胡乱摔打；对老师的指令或要求也爱理不理，活泼好动的维尼经常上课注意力不集中、小动作不断，还在课上到处跑动。

他的众多行为问题，让老师觉得难以应对，建议家人带他去专业机构进行检查。维尼的父母工作繁忙，一时无暇顾及。再加上维尼身体不太好，经常生病，去幼儿园也是断断续续的，老师的反映也就显得比较零星，没有引起父母足够的重视；加上照顾维尼生活的外公外婆也没觉得他在家时有什么异常，父母也就更不能明显地感受问题的严重性。

当父母稍微闲下来，和维尼相处较多时间后，他们慢慢发现维尼身上的确有很多以前没有注意到的表现：似乎总是心不在焉，叫他很多次都好像没有听到一样，直到家人走到身边叫他时才会有反应；在家有时候会无故尖叫，或情绪激动地哭喊，烦躁不安，难以安抚；说话时音调平平，听起来总让人觉得有点儿怪怪的，还会说一些怪异的语言，让人难以理解；在某些方面又非常固执，比如最喜欢的投币音乐车游戏，他可以重复投币数十次，直到家人身上所有零钱用完了，还不肯离开，大哭耍赖；特别喜欢某种类型的汽车，在街上只要看到了，就不肯挪动步子，直到汽车开远离开，又或者停留在此类汽车旁反复观看数小时，直到家人拖着哭闹的维尼回家；在玩儿某些玩具时必须按照某种规则进行，否则就哭闹或拒绝玩儿该玩具；特别喜欢看《天气预报》《新闻联播》，每天听到《新闻联播》《天气预报》的音乐就会非常专注，即使他完全不理解电视里面在说什么……

当父母意识到维尼的问题不只是简单的活泼多动、不太合群后，遂带维尼来到医院咨询。在经过医院的专业检查评估后，确诊为"孤独症，精神发育迟滞，感觉统合功能失调"。在医生的建议下，维尼的父母商量后决定带孩子进行康复治疗，由维尼的妈妈辞职全程陪同进行训练。

很多人认为孤独症的表现就是不说话、不喜欢活动、一个人安静地坐在角落，其实不然。比如维尼就很活泼好动，喜欢玩儿某些玩具，也喜欢诸如投币音乐车的游戏。所以，当我们发现孩子的某些表现和同龄儿童不太一样时，就应该引起重视，至少需要观察孩子在同龄儿童群体里表现如何。就像维尼，当把他放到幼儿园的环境中，很快就会发现他很多方面的与众不同了。

训练方案

不要单纯以多动与否来判断是否是孤独症，应该看综合发育情况：言语能力如何，社交互动好吗，行为表现怎样等。如果孩子确实有些问题，家长又不想去医院，可以尝试把孩子放在同龄儿童的团体里观察一下，比如早教课或一些艺术培训课程，观察一下孩子的情况。看一看他愿意和同龄孩子一起玩儿吗，能进行交流吗，言语表达怎样，能否听懂老师的话，上课能安坐吗，可以遵守基本的课堂规则吗，有没有一些非常出格的行为表现。如果感觉孩子在很多方面和同龄儿童差别很大，就建议家长去医院就诊，明确一下到底是什么原因，以便早期干预、处理。

二、"小猴子"的变化

1. 你是小猴子吗?

由于有先前在幼儿园的学习经历，维尼在进入训练室时的情绪并没有太激烈，但仍然表现得有些紧张。他瞪着乌黑的大眼睛，紧紧地抓着妈妈的手，站在个训室的门口，向室内扫视，口里不断重复着"不上幼儿园，不上幼儿园……"不愿迈脚进去。维尼还不太懂到这里来是干什么的，妈妈告诉他是去上学，他也就习惯性地称医院为"幼儿园"。

训练开始前我和维尼的妈妈进行了一些交流，了解到他的一些特别爱好。知道他最喜欢投币游戏，所以我提前准备了投币的小铁罐和一些代币，用来模拟投币游戏。我在维尼面前蹲下身，拿出身后的小铁罐，再取出来一枚代币投进铁罐里，摇晃数下，伴随着清脆的撞击声，我夸张地说出："哇！投进去了！好好玩儿啊！"维尼的眼睛一下亮了起来，他紧紧地盯着小铁罐，立刻伸手去抓。我收回了手，笑着对他说："维尼，进来玩儿吧！还有好多玩具哦！"妈妈也在一旁配合着："是啊！王老师这里有好多玩具哦！我们进去玩儿吧！"

就这样，在投币玩具的诱惑之下，维尼顺利地进入了个训室，开始了漫长的康复训练之旅。

在训练前进行评估时，由于内容多样，用到的玩具也比较多，还有他喜欢的投币游戏，尽管他也会在椅子上反复扭屁股、踢腿，但维尼基本上可以保持坐在椅子上。当开始个训时，面对着反复重复的学习内容，维尼开始烦躁起来，表现出一副完全坐不住的样子，屁股在椅子上动来动去，整个上半身趴在桌面上，或后仰着将四肢摊开靠在椅子上。有时候，他会反复踢腿或跺脚，又一度滑下椅子，推开桌子，起身要离开训练室。在集体课上，类似的情况也不断出现。他坐下不到2分钟，就开始左右扭动屁股，又不到一两分钟，直接站了起来。维尼妈妈在身后反复地提醒，伸手去拉扯他的衣服，也只能勉强让他安坐一会儿。在座位四周尝试小范围的走动后，他开始在教室里大范围跑动，甚至去抢老师手里的玩具。看到维尼的这些举动，可以想象出维尼在幼儿园时的情景，也难怪幼儿园的老师会半开玩笑地说："你是小猴子吗？"

维尼的感觉统合能力严重失调，主要表现在大肌肉控制能力以及前庭平衡稳定能力差上面，这是他难以维持一定时间的稳定坐姿和行为多动、难以安坐的原因之一。于是，我决定先从感觉统合方面开始加强训练，以改善维尼的运动功能，提升身体稳定性。

2.从喜好的项目开始

对于刚刚接触感觉统合训练，尤其是重度感觉统合失调的孩子来说，他们的表现往往不会太好，会对某些训练项目特别排斥，需要一段或长或短的时间来适应。因此，对于维尼的感觉统合训练项目，起初我并不强行要求他必须完成，而是让他去尝试接触这些内容，之后再根据他的表现来进行调整，让他能更快地适应和接受感觉统合训练。

在第一次进行感觉统合训练时，维尼基本上每个项目都难以维持数分钟训练，进行一两分钟后就独自跑开了。他喜欢在某个范围内一圈圈地快速跑动，或者故意去撞击其他小朋友。他的大肌肉运动能力并不好，上臂和大腿的力量很弱。虽然长得肉嘟嘟的，但并没有什么力量，无论是滑板爬，还是蹬腿运动，都进行得很困难。他的触觉也非常敏感，在进行按摩球训练时，他表现得完全无法接受，四处扭躲，尖叫着拒绝。站在平衡台上的维尼双腿哆嗦，死死抓着妈妈，不敢移动自己的身体，平衡协调能力明显不好。此外，训练中的维尼情绪也不太好，爸爸妈妈努力想让他完成某些项目的训练，但他对大多数的感觉统合训练器械都很抵触，哭闹着四处乱跑，1个小时下来，他哭得涕泪俱下，爸爸妈妈也累得浑身大汗。

3天过去了，我和爸爸妈妈带着维尼尝试了各种感觉统合训练器械和训练方法，基本了解了维尼的好恶。他比较喜欢玩儿吊缆，当坐在横型吊缆中间，双手握着左右两边的绳子，像荡秋千一样前后来回地摇荡时，他总是笑嘻嘻的，似乎很享受。他还喜欢玩儿蹦床，当在上面反复蹦跳，高高地弹起又重重地落下，他会咧着嘴咯咯地笑。他最害怕的是滑梯和按摩球。对于滑梯，尽管爸爸全程扶着他，一再地在旁边安慰他，可当每次在滑梯上滑下去时他仍然会惊恐得大哭大叫，直到滑板停下来。当爸爸努力控制住他的身体，妈妈用按摩球对他进行按摩时，维尼像个小虫子一样来回蠕动，甚至用脚去踢球，用手去挡球，努力避开和球的接触，整个过程总会伴随着痛苦的哭喊。

经过第一周的观察和尝试，我调整了感觉统合训练的内容，决定先从他比较容易接受的项目开始，将他喜欢的和不喜欢的项目穿插进行；也对他最抵触的项目做了调整，适当降低难度，并寻找他能接受的训练方式。

当新一周维尼和爸爸妈妈来到感觉统合训练室时，他拉着门框，死活不肯进去，并大叫着"不上课，不上课……"那表情好像要进入可怕的魔鬼世界一样。我告诉他："不可以哦！上课时间到了，要上课哦！"然后，请维尼爸爸抱着维尼进入了训练室，把他放在了横型吊缆上。他还在大声哭叫，我轻柔地推着吊缆，唱着集体课上他很熟悉的一首儿歌，唱着唱着，他的情绪慢慢平复了下来；再过一会儿，他笑了起来，开始享受荡秋千的感觉。

看到维尼情绪平复了下来，我中止了吊缆的活动，带他来到滑梯区。他看到滑梯后情绪又开始激动起来，大声叫喊，拼命推开我和家人，想要逃离。我告诉他："今天我们玩儿的滑板不一样哦。"我把滑板放好，让维尼坐在上面，让他双手抓住滑梯的扶手，爸爸保护着他的身体，我们以非常缓慢的速度向下滑去。这个过程几乎是他用手抓着滑梯的扶手，控制着速度，一寸寸地向下移动。他的表情仍然很紧张、害怕，但比先前趴在滑板上头朝下时要稍好些。到达平地后，我给了维尼一个大大的赞扬，并告诉他，这样滑3次，就可以到吊缆上荡秋千10次。几次尝试后，维尼感觉到用这样的方式滑滑梯并不可怕，似乎完全在自己控制之中，加上还可以去玩儿喜欢的荡秋千，他的情绪稳定了很多，在父母的陪伴下顺利地完成了滑梯的训练数量。

当维尼能适应坐着进行滑梯训练，也能接受一定训练量后，我又调整了滑滑梯方法，要求他头高脚低地平躺在滑板上向下滑，同时允许他做完5次滑梯训练后去玩儿吊缆。这个过渡并不困难，经过几次训练后，他接受了新的方法和增加的数量要求。2周过去了，维尼已经能够比较快速地平躺在滑板上向下滑。于是，我再次调整了方法，要求他头朝下趴在滑板上向下滑，但他仍然可以由自己控制速度，手扶着扶手按自己觉得可以接受的速度进行。在爸爸妈妈的辅助下，他以自己觉得舒服的速度缓慢向下，几次之后，他也接受了这样的方法。随着时间的推移和练习次数的不断增加，他终于接受了最标准的滑滑梯方式：俯卧在滑梯上，双手前伸，抬头看前方，自然地滑下滑梯；然后自己调整方向，从一侧爬出滑道。

维尼四肢的力量逐步在增强，身体的控制协调能力也有所提升，他越来越愿意去坐滑梯滑板，动作越来越标准，速度也不断提高。这让维尼变得更自信，情绪也更稳定，曾经最抵触的训练项目成了他最喜欢并擅长的项目，他也更愿意去尝试新的训练方法和其他训练项目。在感觉统合训练室内，其他家长都对维尼的表现啧啧称赞，爸爸妈妈也感到感觉统合训练轻松了很多，不再头疼他的哭闹和反抗了。

3.触觉难题的突破

维尼的触觉敏感，也是令爸爸妈妈感到很头疼的方面。维尼一直很讨厌拥抱或抚摸的亲昵行为，即便是爸爸妈妈，他也会本能地反抗或回避。这一点让爸爸妈妈有些难过——孩子回避和父母的亲昵，总会让人感到有些失落。我安慰了维尼的爸爸妈妈，向他们解释了维尼回避亲昵行为的原因：由于触觉的过于敏感，维尼对于身体接触的感受异于常人，轻微的触碰会让他感觉非常不舒服，甚至可能感觉如同针扎一样。为了回避这种不适感，他才会排斥与人进行身体接触。

于是，在医院的训练方案里面，我增加了触觉训练的内容，同时也要求维尼的爸爸妈妈每天在家对他进行按摩抚触训练。经过评估后，我准备了3种不同的物品，首先是维尼最容易接受的柔软的海绵块，其次是沐浴刷，最后是带刺的小按摩球。开始时，我请维尼的爸爸妈妈每天在家使用海绵块对维尼进行皮肤触觉按摩，先从远离躯干部位的四肢开始，然后是背部，最后是胸腹部。训练时可以借助家居小游戏的形式，这不仅可以改善维尼的触觉，同时也能增加亲子感情，提升他的社交互动能力。

鉴于维尼对按摩球的抵触，在感觉统合训练时我先选择了光滑的普通大球。但维尼仍然害怕大球触碰到自己，尤其是胸腹部和背部。于是，我换用了小一些的中号球。在维尼能看到的范围内小幅度地、轻柔地在他身上进行着，按摩的部位以四肢为主，略涉及胸腹、背部，在他能接受的程度下进行按摩。在进行按摩球训练时，我会趴在一边，拉着他的双手唱儿歌。按照歌曲的节奏，一边唱一边抚摸他的手心。我发现维尼比较能接受手的抚触，尤其对于带有一定力度的抚摸，他并不会过度排斥。借助着儿歌哼唱下的手掌抚摸，他对按摩球的恐惧大大降低，基本能完成80%的训练内容。当他出现情绪烦躁抵触，实在不愿意进行时，我也不勉强，会将训练量分作两部分来进行，中间可以做一些他喜欢的项目。当维尼能够接受普通中号球的按摩强度后，我开始更换为大号球，并逐步加大力度，同时增加按摩次数，直到最后换上标准的按摩球，按规范的数量进行训练。

4.代币游戏的激励

在进行感觉统合训练和触觉按摩的基础上，针对维尼在训练时注意力容易分散、喜欢四处乱跑的行为，我也采取了一定的措施。

除了个训课上的一些有针对性、用以提升维尼注意力的训练外，在集体课上，我允许维尼在坐不住时可以站起来，在自己的椅子周围小范围活动，但是不能离开椅子到其他地方去。如果在集体课上离开座位的次数少于一定数量，我就会奖励他1枚代币，一天内获得的代币可以在当天训练结束后进行投币游戏，但不能累积到第二天使用。我特别为维尼制作了一个投币器：在一个纸盒上挖出不同的投币孔，配上一些可爱的卡通贴纸，让投币游戏可以更多样、更有趣。维尼特别喜欢这个投币器，每当一天的训练结束后，他会拿着自己收获的代币来到我的办公室，找我来兑现投币游戏。

由于特别喜欢投币游戏，维尼非常努力地想去获得更多的代币，上课时开始有意识地控制自己乱跑的次数，或在妈妈的提醒下努力让自己的活动限定在一定范围内。在他能有意识地控制自己后，我也逐步加强了对他乱跑行为的限制次数，直到他能大部分时间坐在椅子上，或在椅子周围小范围活动，不会太多地干扰老师和其他小朋友。看到维尼能较主动地去控制自己的行为，妈妈对此感到非常惊喜。

经过3个多月的感觉统合强化训练，加上爸爸妈妈在家的训练配合，维尼的触觉敏感问题得到了改善，前庭功能也有所提升，对和他人的身体接触也不再像先前那样警觉和排斥，多动的情形有所减少，注意力也得到了提高。由于代币的激励，他在个训课上能较好地安坐下来，基本能在30分钟内配合进行学习，在集体课上到处跑的次数也明显减少了。维尼爸爸妈妈感到很高兴，亲子关系变得更亲密了，在和父母互动的感觉统合游戏中，维尼有时候还会有主动的身体接触。

对于终于能安静一会儿的维尼来说，还有一个令人惊喜的收获，那就是他的身体素质似乎也有所改善。过去三天两头生病，经过半年的感觉统合、运动训练，他的体质也有所增强，请病假的频率明显减少。偶尔有点儿小感冒，也不再像过去那样挨上个两三周才好转。现在只需要吃点儿药，休息一下，过几天就又生龙活虎了。胖胖的维尼慢慢变成了结实健康的维尼！

在孤独症儿童中，多动的孩子很多会合并感觉统合失调，比较严重的还会合并注意力缺陷多动症。多动的维尼就合并了感觉统合功能失调。在训练过程中，维尼的偏好和他的情绪紧密相连，对不喜欢的项目情绪激动，比较抵触。对维尼，我们调整了训练项目的流程和难度，以他感兴趣的项目进行引导，让维尼能缓慢地适应感觉统合训练。对于这类情绪比较抵触的孩子，需要寻找他们的兴趣点，灵活调整，让孩子逐步适应、接受训练。

训练方案

对于多动、难以安坐的孤独症儿童，首先要有心理准备。这类孩子的多动行为原因复杂，不是一朝一夕就可以改变的，需要做好打持久战的心理准备。其次，进行综合评估分析，了解孩子多动行为可能的原因，有针对性地进行教学安排。此外，部分多动孩子的情绪不稳，很容易抵触训练，需要在设计教学内容时注意因势利导，按孩子的兴趣特点选择合适的教学方法。比如维尼的代币游戏，在满足了他的投币游戏愿望的同时，也顺势调整、改善了他的行为。

三、请叫我"破坏王"

1.难以招架的玩具们

维尼的认知能力相对其他方面要好一些。他能进行一定的语言表达，也能跟随老师进行部分学习。但是最让人头痛的还是他的行为问题——不仅仅是多动，还伴随着暴力与冲动行为。尤其让人印象深刻的是，同样的玩具在其他小朋友手上能玩儿上几个月，但到了维尼这里可能一上手就坏了。他玩儿玩具的方式非常暴力，常常会用力敲打，或撕扯、蛮力拆卸……总之，就是名副其实的"破坏王"。

刚和维尼接触时，往往我拿出某个玩具，还没有示范怎样玩儿，他就会一把抢了过去。而玩具一旦到了他手中，总免不了经历一番野蛮折腾：或用力揉捏，或掰开、撕开来，或使劲儿敲打。每当此时，我心底都不由得为那些玩具感到痛惜。若非妈妈阻止，从他手上强行抢回玩具，想要他自己交还几乎是不可能的。

一次，我刚拿出一个会发出五色光的塑料剑玩具（维尼喜欢发光玩具），他就一把抢了过去，开始拿着剑对着桌子一顿猛劈。可怜的塑料剑哪里经得起这样的折腾，剑尖和剑身立马碎成几片，他却非常开心，甚至表现得更兴奋，仍不住地劈砍着，直到妈妈一把夺过剑来。我怔住了好一会儿，完全没有料到他的速度会这么快，并且破坏力这么大，仅仅十来秒的时间就这么解决掉了一件新玩具。拿着破碎的玩具，我内心不由感叹：这还真是"速度和激情"啊！我也不禁想到维尼和小朋友们一起玩儿时，被抢走的那些玩具，估计下场都不会太美好，也难怪其他小朋友不愿意和他玩儿。

我向妈妈了解到维尼在家里的情况，对他的"速度和激情"进行了分析，主要考虑几个因素。第一，维尼从小由祖父母抚养，老人们总是对他有求必应，他想要什么时往往马上给予了满足，这就养成了他难以等待，看到想要的物品，就会马上出手去抢的习惯。第二，维尼抢夺他人玩具的行为发生了不止一次，但家人们都没有很明确地进行阻止，往往只有在行为造成严重后果时才会去干预，事后也没有对他的这种行为进行处理，常常是温和地训斥几句，然后代维尼向他人道歉。家人的方法并不能让维尼意识到自己行为的错误，反而因为没有什么让他难以接受的后果，致使他一而再，再而三地重复类似的行为。第三，维尼对待物品的态度非常暴力，这和他本身的感觉统合功能失调有一定关系。他控制自己身体的能力较差，无法清晰地认识到自己的力量，也就无法有意识地控制。此外，一般强度的身体活动让维尼无法获得感觉上的满足，他需要通过更强烈的行为来获得一定的感觉快感，所以常表现得行为异常兴奋。

基于这些分析，我开始了维尼的行为矫正计划。

2.规则的建立

在每次和维尼玩儿玩具或做游戏前，我会告知维尼不可以损坏玩具，并向他示范应该用怎样的方式去玩儿。同时还告诉他，如果不能按正确的方式玩儿，就要将玩具换成一些他兴趣不大的橡胶、木头玩具。于是，维尼在破坏掉了几个玩具后，发现可以玩儿的只剩下几块积木，而自己喜欢的玩具却不能玩儿了。他意识到如果不用正确方法去玩儿玩具，就无法获得自己喜欢的，尤其是那些发光的电动玩具。他开始有意地控制自己的力度，小心地玩儿"脆弱"的玩具，当然，有时也会在短暂的小心翼翼后出现突然的"激情爆发"，大力去破坏玩具。每当此时，高度警觉的我都会立刻握住他的双手，严肃地告诉他："不可以！这样就不能玩儿了哦！"经过几次成功的"拦截"行为，维尼认识到以前对待玩具的行为在这里是不被允许的，为了能玩儿到喜欢的玩具，他需要调整自己的方式，学习如何正确去玩儿。慢慢地，维尼在个训课上暴力对待玩具的行为越来越少，也赢得了老师和家长的赞扬。

3. 延迟满足

当我每次拿出新玩具时，都会有意和维尼保持一定的距离，让他无法抢到。我还设立了有关游戏的规则：我先做示范，然后递给他；等他玩儿一会儿后，他要将玩具返还给我，我玩儿一会儿后再交给他，如此这样和他轮流玩儿。如果玩具在我手上时他要来抢夺，我会立刻抓住他的手阻止，同时告诉他因为抢玩具的行为，该游戏结束。接着我会将玩具放在他看得到但取不到的地方，开始其他内容的学习。无法抢到玩具的维尼非常烦躁，大声叫喊，甚至哭闹，但是无论他如何表现，都无法改变结果。我继续和他进行着其他内容的学习。如果他一时无法停下来进行学习，我会安静地等到他情绪平复后再继续，绝对不会因为他的哭闹而交给他玩具。几天后，维尼明白哭闹或抵触学习都不能换得玩具，他的哭闹情绪减少了一些。

一开始，维尼玩儿玩具的时间相对比较久，当他将玩具交到我手上后，我仅仅停留数秒后又递给他，他也慢慢地接受了这几秒钟的等待。但每当游戏结束，他常常不肯交还玩具。这时我会伸出手去，然后从1数到5。如果他还不愿给，我直接宣布"游戏结束"，强行收起玩具。过了一两周，维尼可以主动地将玩具交还给我了。当维尼慢慢习惯了等待后，我也悄悄地延长了游戏中他的等待时间。

在个训课进行相关训练的同时，我也要求维尼的父母在家和他玩儿投篮球等游戏时也要遵循轮流原则。和机构训练保持一致的结果是，维尼的等待时间也慢慢延长了。从维尼先投3个—妈妈投1个—爸爸投1个，逐渐过渡到了每人轮流投3个。他的等待时间也从几秒增加到十几秒，甚至更久……

几个月过去了，维尼在个训课和集体课上抢玩具的行为越来越少，爸爸妈妈也感觉到了他在家里的变化：变得更有耐心，情绪也更稳定。

差不多半年时间后，维尼的行为问题有了很大变化，虽然表现得还是比较好动，有时候也会比较粗暴，但在个训课学习或集体课活动时已经有了不错的表现。他很少去抢他人手中的物品，学会了在没轮到自己游戏时进行等待，损坏物品的次数大为减少，也能有意识地控制自己的力量去操作学具或玩具。他慢慢摘掉了"破坏王"的帽子，成了小朋友不太排斥、老师更喜欢的维尼。

有破坏行为的孤独症儿童往往会让周围人退避三舍，会严重影响到其正常发展。对于维尼，我们采用了综合性的干预措施，在加强感觉统合训练的基础上，进行延迟满足的练习，建立行为规则，让他的破坏性行为大为改善。当孩子破坏性行为得到控制后，意味着将会有更多的机会去融入社会，比如，可能会受邀请参加同龄儿童的游戏或生日会，家长可以带孩子出去参加朋友的聚会，去学校就读……这些都是让人倍感高兴的、融入正常社会的新机会！

训练方案

孤独症儿童的破坏性行为是康复训练中非常重视的干预行为之一，处理时需要考虑几个方面：家庭的满足模式是否存在过度满足或者难获满足，家庭的教育模式是否存在暴力因素，孩子出现破坏性行为时家长如何处理。如果家庭存在问题，就需要内部进行调整。再对破坏性行为进行评估和分析，了解其可能的原因，制订行为干预处理计划。同时建立行为规则，告知孩子违反规则的后果，在家庭和机构以相同的规则共同进行训练。关键的是，家长在家时要和治疗师保持一致，避免机构不允许但家里允许的情况发生。如此一来，行为会固着，难以改变。此外，不良行为的改变需要一个过程，家长要做好长期坚持、孩子可能会反复的心理准备，千万不可松懈，要对一个行为坚持干预，直到行为明显改善。

四、我的世界有点儿吵

1.异常的声音敏感

维尼还存在一件颇令爸爸妈妈头疼的事情——对声音异常敏感。

在个训课上，他似乎随时都能听到外面细微的声响：其他教室开关门的声音、走廊里人们的脚步声、窗外汽车的喇叭声、洒水车的音乐声、工地上搅拌机的轰鸣声（附近有一个建筑工地）。有时，正在上课的他听到隔壁教室东西掉到地上、卫生间冲水等声音时，会突然抬起头来，转向发出声音的方向，问道："是什么啊？"如果没有人回答他，他会反复地询问，直到获得答案。如果是他喜欢的声音，他会面带笑容，认真地听着，直到声音消失；如果是他讨厌的声音，他会瞪大眼睛，面露惊恐，用手捂住耳朵，直到声音停止。

在集体课上，维尼对外界声音的关注有增无减，注意力似乎时刻都放在发出的声音上：小朋友的哭声、家长细微的交谈声、突然的手机来电铃声、窗外救护车的声音、楼下停车场的汽车发动引擎声……只要一听到声音，他就会扭头去看。如果是他感兴趣的，还会跑过去持续地看、听，完全忽略了正在进行的课程内容。

据妈妈反映，在家时，家人只要使用洗衣机，维尼就会烦躁不安，一方面他会盯着内部旋转的洗衣机看，不愿意离开；另一方面他又会要求马上关掉它。在家人洗完头使用吹风机时，维尼也会有同样的反应，一旦妈妈按动吹风机，他就会大声尖叫，要求妈妈关掉。外出时，维尼讨厌去人多的地方，尤其是超市、商场等人员聚集的场所，常常到了门口，他就不愿进门，会大声尖叫、哭闹甚至躺到地上。此外，虽然维尼很喜欢发光的玩具，但他对带电子音乐的玩具反应却截然相反。他会惊恐地推开发出电子声响的玩具，拒绝着大喊："不玩儿！不玩儿！"当马路上驶过播放着电子合成音乐的洒水车时，他通常会从略显出不安，逐渐表现得越发强烈地烦躁，直到最后用手捂住耳朵，害怕地等着洒水车通过、走远，才松开手来。

对于他的这些表现，我向维尼妈妈进行了解释。对声音异常敏感的维尼，相比其他孩子，能听到更多的声音。他就像身处于一个大市场里面，被各种各样嘈杂、喧闹的声音围绕着。普通人感觉很细微的声音，在他的世界里仿佛被放大了一样，可以很清晰地听到。他能关注到常人会主动忽略掉的许多细微的声音。在众多声音的环绕之下，维尼难以将某些重要的声音（如爸爸妈妈的呼唤、老师的指令等）从背景声音中剔除出来，他需要在几十种甚至更多的声音中辨别发现，这无疑是一件困难的事情，自然也就很难在某种声音出现时及时发现并给予回应了。

在这些背景声音中，某些声音可能如同高音喇叭一样轰鸣，让他难以忍受；而对另外一些声音他又会特别偏好，喜欢反复地听。洗衣机的轰鸣声、吹风机的嗡嗡声、洒水车的电子音乐，都是他很讨厌的声音，一旦听到，就会感觉痛苦，难以忍受，要求马上停止。但对某些声音，如播报《新闻联播》《天气预报》的前奏、某些舒缓的儿歌等，他又会特别喜欢，会仔细地倾听，甚至要求反复看、听。大型超市、商场里面各种嘈杂的声响、复杂的气味等，对在听觉、触觉、嗅觉等各方面异常敏感的维尼而言形成了强烈的刺激，让他完全不知道该如何去分辨、应对和处理，所以他会逃避这样的环境。

很多孤独症儿童都有听觉敏感的情况，一方面他们的注意力会受到各种声音的干扰而分散；另一方面，他们会表现出强烈的喜好，也会影响到他们进行正常的学习、生活。

2.听觉专注力的训练

我的个训室位于所在楼层的最后一间，靠近电梯。为了减少对训练的干扰，和医院协商后，我在电梯间贴出了公告，非工作人员禁止穿行。另外，我也和各位家长作出说明，希望大家尽量从办公楼的另一侧楼梯间进入，这样可以减少家长、孩子从个训室门口经过的次数。上课前，我会关严窗户，拉上窗帘，尽量减少外界声音、光线对维尼的影响。

根据维尼的情况，我对维尼听觉专注力训练的首要目标定为：让他在自然环境中能忽视其他的声音干扰，有意识地关注眼前的学习内容。最开始，我们进行的是简单的声音辨别练习：播放各种不同的声音，让他进行辨别和命名。做练习的声音中有一些是他比较喜欢的，这让他保持了一定的兴趣，如同做游戏一样乐此不疲地练习着。

接着，我们进行了听指令的练习，从一步指令到三步指令，慢慢让他有意识地去关注并习惯老师或家长的指令，学会从众多声音中分辨出有意义的内容并给予回应。当维尼可以做到二至三步指令时，他的听觉注意力已经有了改善，可以在爸爸妈妈叫他名字时及时地回应"哎"，也能主动记忆指令的内容并进行操作。

随后，我开始提出较复杂的指令要求，让维尼根据要求对学具进行操作，如"拿3个红色的正方形积木给老师"。在这个要求中，包含了数量、颜色、形状、动作4个要素，这就需要维尼高度专注，他要听清并记住指令中的每一个要素，再进行对应的操作。这些练习都是将来维尼进入小学学习时需要具备的基础能力，他也在不断的练习中进步着。到第二期训练（1年时间）快结束时，外界环境中的声音对维尼的影响似乎越来越小，对于较复杂的题目要求，他可以较好地聆听并进行回应或操作了。

3. 回到生活中去

针对维尼对某些生活中的声音很敏感的情况，因为训练机构没有家居电器，我建议维尼的爸爸妈妈可以在家尝试去做一些练习，缓解他在生活中的声音敏感问题。维尼的声音敏感涉及很多方面，无法同时进行处理，所以优先列出了最让家人烦恼的内容进行处理，爸爸妈妈一致选择了洗衣机的问题。

维尼的父母用手机录下洗衣机正常启动后的轰鸣声，然后在维尼玩儿他最喜欢的玩具时进行播放，起初音量会调节到很小，小到堆积木、拍球等游戏的声音稍大时就可以掩盖掉。维尼开始玩儿玩具时，一听到录音，就表现得相当烦躁，跑到晾衣间去看了看，发现洗衣机并没有启动。一番寻找后，他发现了是录音。尽管爸爸妈妈告诉维尼，声音并不是真的洗衣机发出来的，他仍旧不依不饶地要求关掉。爸爸妈妈将手机放到了维尼够不到的位置，再陪着维尼一起玩儿喜欢的游戏，他带着明显的焦虑，一边玩耍着，一边看着手机，口里念叨着"不听，不听，不听……"甚至用一只手捂上了耳朵。1分钟后，爸爸妈妈关掉了手机，维尼的情绪明显放松了下来，也似乎忘记了刚才的事情，又开心地去玩自己的了。

1周下来，虽然很讨厌播放的录音，但因为有最喜欢的玩具可以玩儿，录音的播放时间短，音量也比较小，维尼最终还是在不停要求爸爸妈妈关掉录音的烦躁不安中忍受了下来。第二周的时候，他仍然会讨厌听到这一声音，但情绪上的焦虑有所缓解。1个月后，他似乎已经不太在意录音的存在了，表情虽然不太轻松，但没有了捂耳朵的行为，反复要求关掉录音的情况也有所减少。随着时间的推移，当维尼能接受一定程度的播放音量时，我要求爸爸妈妈将音量稍微调高一点儿，等他完全能够适应后再次进行调整。当音量大到和普通洗衣机工作音量差不多时，开始延长录音播放的时间，从2分钟，到2分30秒，再到3分钟……直到延长至洗衣机一次完整工作的时间。

至于电子音乐，维尼妈妈告诉我，他最初并没有表现出任何异常。后来在听一个关于米老鼠的电子音乐时，突然磕碰到某处，并且疼痛得哭叫了出来。从那之后，维尼只要一听到电子音乐，就惊恐地大叫："不要米老鼠，不要米老鼠……"维尼将自己的疼痛记忆和当时正在听的米老鼠音乐联系了起来，后来又泛化为只要听到电子音乐就会联想到受伤后的疼痛，所以他极力地回避听到这类音乐，从而形成了对电子音乐的敏感和抵触。

对于维尼的电子音乐脱敏治疗，我大致沿用了对洗衣机声音敏感的方法，使用了会发出电子音乐的玩具。经过2周左右的尝试，维尼虽然还是不喜欢电子音乐，但他的承受能力明显提升了很多，从开始的惊恐排斥，几欲将玩具丢出去，到后来一只手捂着耳朵去玩儿玩具。几个月后，维尼的接受程度似乎更高了，可以一边不太舒服地听着电子音乐，一边玩儿着玩具或和我做游戏。在课间时，如果听到其他小朋友播放电子音乐，他不再转头就跑或者惊恐地大叫，他会警惕地看着小朋友手中的手机，然后跑到一边玩儿自己的玩具或吃东西。到维尼第二期训练快结束时，电子音乐对他的影响已经逐步在减少，他在电子音乐出现时的情绪逐步趋于稳定，不会再出现非常强烈的情绪波动和抵触行为。

虽然维尼的世界非常"吵"，但他在努力学习如何去适应这个嘈杂的世界。我们无法帮助维尼过滤掉所有的声音，但是我们可以陪伴他，教他如何去面对这个吵闹的世界，以更强的承受能力去容忍和接受某些特定的声音和环境，从纷杂中梳理出重要的信息，更好地应对和适应这个世界。

对于维尼而言，这个世界有点儿吵。但是，用我们的爱陪他去面对、接受与发现。他会发现，其实这个世界也很美好。

　　大部分孤独症儿童会合并有感知觉方面的问题，像维尼就存在听觉敏感的问题。我们无法帮孤独症儿童完全消除这个问题，但是可以引导他增强分辨有意义声音的能力。比如，在当前情景下能从纷杂的声音中识别出治疗师或妈妈的声音，并作出回应。对于厌恶的日常声音，我们可以通过脱敏疗法帮他逐步忍受，最后达到能适应和维持正常的生活。

在孤独症儿童中，很多人存在感知觉问题，尤其是听觉敏感和触觉敏感这类问题很常见。我们会看到某些孤独症儿童总是用手捂住耳朵，这些孩子大多属于听觉敏感，维尼就是其中之一。他们与生俱来的感知觉特点是无法通过治疗祛除的。但是我们可以通过训练，提升他们的听觉区分能力，让其能从复杂的声音环境中识别出有意义的声音，比如母亲的呼唤、治疗师的指令等。日常生活中某些让孩子厌恶的声音，则可以通过脱敏疗法，让孩子面对该声音。从坚持短暂数秒到几分钟，逐步提升孩子的忍耐能力，最后达到能在忍耐下适应这些日常声音，能进行正常的学习、社交。有的孩子痴迷某些声音，严重影响到学习、生活，我们可以尝试使用厌恶疗法，帮孩子慢慢对某些声音产生厌恶，减少痴迷的时间，让他能更好地配合进行学习及日常生活。

五、个性化的训练产生效果

我和维尼一起工作了半年，他在认知、语言等方面取得了很大的进步，尤其是在行为方面，能安坐配合学习，能在团体课遵守基本规则，冲动破坏的行为也大为减少。后来得知，维尼经过一段时间康复训练后，顺利地进入了幼儿园学习，这真是个令人振奋的好消息啊！我想，他的父母也一定会为他感到骄傲！

通过维尼的故事，我们可以看到，每个孤独症儿童都有自己独特的行为模式和兴趣爱好。我们需要具体情况具体分析，了解每个孩子的综合能力、家庭情况，再根据每个孩子的自身特点、喜好，制订个性化的训练方案，并及时根据孩子的表现进行调整。就像维尼一样，他的很多训练项目就是基于他的特点、喜好而设立的。这种个性化的训练能让孩子比较容易接受，让他保持情绪稳定，同时具有一定的学习动力，从而能够更好地跟随学习，最终一定会取得不错的效果！

花开
无声

从关切的问题入手
给父母带来信心

了解孤独症的人们在谈到孤独症家庭时，总会带有同情和叹息。这主要因为孤独症儿童的康复训练往往需要经历漫长的过程，而训练的效果却不一定能达到预期。常人往往难以想象孤独症儿童父母长时间所承受的各种压力。在本章案例中，壮壮的康复训练从他父母所关注的现实问题入手，设定适当的目标，在陪伴壮壮改变的同时，治疗师也为父母减轻了一些压力，消除了一些焦虑。

一、悲伤的故事

6岁的壮壮已经接受了近1年时间的康复训练。据负责的治疗师介绍，壮壮的能力比较差，基本上没有语言，训练进行得非常艰难。家长没看到他有什么明显的进步，感到比较失望。后来，他被转到我这里，开始了我们一起的工作。

壮壮个子不高，皮肤黝黑，身体结实，眼睛不大，喜欢四处瞟来瞟去。我和他打招呼，他快速地看了我一眼后，就从我身前跑开了，在走廊上跑来跑去。妈妈在他身后叫了好几遍，他也没理会。妈妈拿出一袋小零食，他立刻安静了下来，熟练地抢过小袋子，先用鼻子闻了闻，用牙撕咬开包装袋后，津津有味地吃了起来，吃完后开始翻腾妈妈的皮包，想找零食。妈妈阻止了他，把包揽在了怀里。壮壮开始急躁地尖叫，动作也越发粗鲁，和妈妈拉扯起来。为了不影响和我的谈话，妈妈只好掏出一小袋零食给了他。

妈妈详述了壮壮就诊前后的情况，这是一段令人唏嘘的经历。壮壮的爸爸妈妈来自乡村，他们一直在外打工，壮壮出生后就被留在了老家，交由爷爷奶奶抚养。爷爷奶奶一边务农一边照顾孙子，每天都很辛苦。他们能做的就是努力保证壮壮吃饱、穿暖、不生病，至于教他学习和陪他玩儿什么的，那基本上是没有时间，也无法顾及的。壮壮一直都没有语言，到3岁时也只能咿咿呀呀地发音。爷爷奶奶并没有在意，周围人总是说"贵人语迟"，老人们也认为等他大一点儿的时候自然就会开口了。就这样壮壮一天天长大，身体健健康康，平时都不怎么生病，除了不会说话，也比较活泼好动。因为壮壮是男孩的缘故，家人也习惯地认为那不过是男孩的"小调皮"。

壮壮转眼到了4岁。春节时爸爸妈妈回到家，发现壮壮语言仍然很少，只能说基本的几个词汇，如爸爸、妈妈、吃、要……他很少与人接触、玩耍，家人叫他名字、和他说话时几乎没有什么回应，只是埋头玩儿自己的，要去抱他时会非常抗拒地扭动身体。他最大的兴趣就是吃，尤其喜欢吃比较硬的、脆的、味道稍重的小零食。除此之外，似乎没有什么能引起他的兴趣了。他也没有特别喜欢的玩具，任何玩具都做不到让他可以独自玩儿上好几个小时。有时，他会盯着窗户往外看上半天，或者长时间舔、摸自己的手指。爸爸妈妈看到他的表现有些孤僻、奇怪，以为是他从小不在父母身边，而爷爷奶奶没有时间管的缘故。于是，春节后他们外出务工时将壮壮带在了身边，希望他和父母在一起后情况能有所改善。

又过了1年，壮壮和妈妈的感情似乎好些了，他不再抗拒妈妈的拥抱或牵手，但表现得仍然比较勉强，有些不太情愿。他的语言似乎停滞不前，还是仅限于简单的几个词，对他人语言的理解也存在很大的困难。爸爸妈妈这才觉得需要去专业医院了解一下到底存在怎样的问题。于是，他们带着壮壮到武汉的专业医院就诊。经过评估，壮壮被诊断为"孤独症，精神发育迟滞"，并建议进行康复治疗。考虑到家乡的医疗水平有限，爸爸妈妈决定带壮壮在武汉进行康复治疗。由于残联对孤独症儿童的补贴是按地区发放的，壮壮不是本地人，无法享受武汉地区的补贴，需要自费进行训练。家庭的经济能力有限，壮壮的爸爸只身外出继续打工，而来武汉陪壮壮进行康复训练的担子就落在了妈妈身上。

妈妈谈到生活的艰辛，让听者都不禁动容。来到武汉的一年间，没有家人的陪伴，也没有任何熟识的人可以去走动，无论大小事情都需要她亲自去操持。在并不太宽敞的出租屋里，她要做饭、洗衣、收拾整理家务、给壮壮洗澡、带他进行训练……有时难免会顾及不到壮壮，而生性好动的壮壮喜欢到处跑，有一次就趁妈妈不注意跑到了楼下小区里。好在门卫认出壮壮，把他留在了小区门口，直到妈妈找了过来。此后，妈妈在做饭、洗衣服需要离开房间时都会把房门锁上，以防他再次跑出去。被关在房间里的壮壮也不消停，到处翻箱倒柜寻找零食，把房间弄得乱七八糟，有时候还会磕碰受伤。妈妈一方面心疼壮壮受伤，揪心不已；一方面又要重复收拾物品，极为头疼。爸爸在外地打工很劳累，每天生活的艰辛，妈妈也只能一个人承受。再加上壮壮能力较差，康复训练的进展一直不明显，每月治疗费用的负担，让妈妈更加焦虑、抑郁。有时候，妈妈实在受不了，甚至会感到绝望，她会把壮壮暴打一顿，看到他哇哇大哭又十分不忍，抱着壮壮母子俩一起痛哭。

妈妈的叙述，也让我感到非常难受和压抑。

像壮壮这种情况的家庭在孤独症康复机构中并不少见。对于这些孩子的家长而言，他们承受了很多的压力：经济的不宽裕、孩子能力的有限、训练效果的不明显、孤身一人在陌生的城市坚持……作为治疗师，除了要关注孤独症儿童的情况，还需要关注家长的心理状态。因为家长每天和孩子在一起，他们的心理状态会很大程度上影响到儿童。家长的状态不佳，孩子的康复训练效果也会大打折扣。

训练方案

孤独症的康复训练除了要关注孩子，还需要关注家长的心理状态。如果发现某位家长的情绪、状态不佳，治疗师需要及时提醒家长，注意调整自身的状态，避免在疲劳或情绪糟糕时辅助孩子训练，造成孩子的情绪受到影响，从而不利于学习、成长。当治疗师发现家长频繁出现情绪不稳，或者持续抑郁、焦虑时，需要和家长进行沟通交流，了解其焦虑、担心的关键问题，共同寻找可以解决的方法，帮其缓解压力，必要时可以安排心理咨询，或者考虑服用药物进行调整。

二、最好的期望

1.情况并不乐观

在对壮壮进行评估后，我发现他的各项能力不是太好：语言能力严重落后，只能发几个简单的音，无论是语言理解还是语言表达都很困难；认知能力也落后于同龄人很多，对基本的物品认知有限，只限于少量的实物认知，更别提数的概念；在社交能力方面，他抗拒与他人身体接触，除了要吃东西时和妈妈有少量互动，其他时间与外界几乎没有主动接触；感知觉方面，在触觉、味觉和嗅觉方面存在众多问题；运动能力方面，他虽然看似很活泼，喜欢跑来跑去，但他的大肌肉、小肌肉的运动协调能力和平衡能力都不太好。

评估结果所显示的情况，也的确如上一位治疗师所描述的那样："壮壮的能力总体上是比较差的。并且对于孤独症儿童的康复训练来说，他6岁的年龄算得上是比较大了，已经错过了治疗的黄金期。"训练还没开始，我就感觉到了这个孩子的康复治疗的确很有难度。

2.妈妈的回顾

训练开始后，我和壮壮妈妈进行了一次长谈，聊了聊壮壮以及家里的一些情况。壮壮妈妈唉声叹气地讲述了自己是如何一个人艰难地带着壮壮来到武汉，承受经济、生活等各方面的压力进行康复治疗。1年多来，壮壮也没有很大的变化，这让她着急而茫然，不知道该怎么办。同时她又有些不甘心，始终抱着壮壮能有所改善的希望。我对她的想法非常理解，每个孤独症儿童的父母都是这样，希望自己的宝贝在接受康复训练后每天都能有变化，每个月都能看到进步。

我们的谈话主要集中在壮壮进行康复治疗以来的情况，以及壮壮妈妈的个人感受和想法。她回顾了壮壮近1年训练的情况，觉得之前的康复训练对他们还是有一些帮助的，比如，壮壮的眼神对视就比先前好，过去完全不看人，现在有时候可以看着妈妈；和妈妈的关系也比之前要亲密，高兴了会主动在妈妈怀里蹭来蹭去；通过感觉统合训练，壮壮的运动能力也有所提升，走路比较稳了，不再像只小鸭子似的左右摇晃；体力也比以前好，下课后可以自己走着回家，不再需要妈妈抱或背了；在认知方面，尽管能认识的实物数量还是有限，但他已经能认出常见的物品，如杯子、碗等，即便仍旧需要较长时间才能掌握对某一实物的认知。总而言之，壮壮经过训练，是有所改善的，但是妈妈感觉并不太明显，而且妈妈最希望能得到提升的语言表达方面，基本上没有什么进展。

3.变化着的期望值

根据评估结果，我详细向妈妈解释了壮壮目前的能力情况，并且要她谈谈对康复训练的想法，尤其是这一期康复治疗的期望是什么，主要希望壮壮能有哪些方面的改善，以及改善的程度。

壮壮妈妈沉默了，语气沉重地说出了自己的想法。她其实很清楚壮壮的情况并不太好，并因此感到非常迷茫，她不知道还有什么值得期望的。但母亲的身份坚定地告诉她，再艰难也不能放弃。和大多数孤独症儿童的父母一样，她希望壮壮能具备一些基本的能力，至少可以在社会上生存，而不会太过依赖于家人的照顾。

谈到具体的康复目标，壮壮妈妈苦笑着说：1年前来到武汉，刚开始康复训练的时候，她是多么希望壮壮可以开口说话，能与人接触交流，以及识字计算。但近1年艰难的康复训练，让她逐渐接受了壮壮有限的能力，甚至很可能无法开口说话、无法上学的现实。很显然，她的期望值在逐步地下降，其间的变化，或许是大多数孤独症儿童家庭都经历过的艰难历程。

我深深感到壮壮妈妈是一位非常勇敢的母亲，她在知道壮壮能力并不太好的情况下，仍然坚持进行康复训练。尽管有些失望，但并没有绝望到放弃，仍然努力地配合着康复治疗师，陪伴着壮壮，期待他的能力有所提升。我对壮壮妈妈表示了钦佩和肯定，表示很愿意和她一起努力，去提升壮壮的能力。

对于我们的这次谈话，以及这一期壮壮由我接手进行训练，壮壮妈妈感到很高兴，她仍然期待着壮壮能有更多的进步。

4.将家长关切的问题设定为训练目标

训练开始后，我并没有急于去制订治疗计划，而是将重点放在壮壮妈妈最为关注的问题上。壮壮妈妈当前的焦虑状态，一定程度上会影响到壮壮的训练。当然，能够让壮壮妈妈获得信心，以及情绪稳定的最有效办法，就是可以让她感受到壮壮的变化。于是，在上次长谈之后，我又向壮壮妈妈详细地询问他在家的情况，并列出目前让她最为头疼的几处问题，试图在这些方面有所突破。经过讨论，我们归纳出以下几点问题。

首先，壮壮和妈妈的交流不畅。妈妈在和壮壮说话时，他经常充耳不闻。妈妈也不清楚他究竟是听不到还是听不懂，只是感觉他很难去关注、理解妈妈所说的话，也就谈不上去执行妈妈的指令了。有时候，即便妈妈叫他很多遍，他或东张西望，或埋头玩儿自己的，完全不看、不理妈妈，直到妈妈过来揪着他的耳朵，他疼痛得大哭才会回应一二。壮壮除了哭，或者拉妈妈的手去指向某物品外，和妈妈基本没有其他的交流，这是妈妈感到最头疼的地方之一。

其次，壮壮喜欢裸体。壮壮不喜欢穿衣服，经常会撕扯或脱掉自己身上的衣服，赤裸着身体四处跑动。妈妈担心他会因此着凉生病，于是时刻看着壮壮，尤其在冬天，绝不允许他随便脱衣服。但壮壮并不是每时每刻都会在妈妈的视线范围内，一旦妈妈没关注到，他就开始撕扯自己的衣服，想将它们全都脱下来。遇到稍复杂、他不太会脱的带拉链、扣子或系带的衣服时，有时因为用力太大，会将衣服扯破，或割伤自己的手指，或把自己缠成一团而跌倒大哭。

此外，壮壮吃饭偏食。壮壮在饮食方面也存在一些问题。一方面，他基本上不吃除了土豆和肉之外的食物，对于青菜更是拒绝入口，以至于大便干结而便秘。有时候还会因为大便过硬排不出而疼得直哭，妈妈不得不每隔上几天就给他使用一次开塞露。另一方面，他特别喜欢吃零食，尤其是硬、脆、口味较重的零食，如炸青豆、妙脆角、干脆面、薯片等。他吃起零食来就停不下口，手上的吃完了，他会趁妈妈不在房间时翻箱倒柜地去找，把家里翻腾得一片狼藉，哪怕磕碰到了也不在乎。妈妈对此非常无奈，每天要把零食藏到高处或更换地方，无数次地收拾家里的物品，还要查看他是否受伤。

这几项是让壮壮妈妈目前觉得最为头疼的。在了解这些情况后，我向壮壮妈妈说明，将会根据这几方面的问题制订相关的训练项目，争取在一个训练周期（半年）内改善她认为最困难的这几个问题。

和所有的父母一样，孤独症儿童的爸爸妈妈也有着很多在旁人看来确实算不上什么的美好期望——他们希望宝贝能开口说话、能

和爸爸妈妈互动、能识字计算、正常上学，甚至希望宝贝能突然展现出某种天才能力……然而，每个孤独症儿童的基础能力、学习能力各有差异，开始康复训练的时间也不同。就像壮壮的情况一样，我们的美好期望必须符合他的具体情况，否则就是空中楼阁，无法变成现实的进步和改善，只会让妈妈一再地失望。而随着时光的流逝，累积的失望导致情绪的低落，最终又会把这种负面的情绪传递给孩子。

训练方案

年龄不大的孤独症儿童只要能坚持科学的康复训练，家长也能配合治疗师的训练，多少都会有所进步。但家长的期望或训练目标一定要符合孩子的实际能力。也许某个孩子1周的进步会是另一个孩子1个月的训练目标；也许某个孩子能讲完整的句子，另一个孩子还只能模仿发音……只有放下不切实际的期望，按孩子的实际能力设立当前训练的目标，制订科学的计划，你才会发现孩子点滴的变化。所以，最好的期望就是实事求是的期望。

三、爱你在心口难开

1.目标的降低

壮壮的语言问题是家人带他来进行康复训练的主要原因。他在2岁时也只能无意识地叫着爸爸妈妈，此后虽然可以说几个简单的词，但大部分时间还是不愿开口。即便家人再三，甚至有些强硬地逼着他说话，他要么哼哼唧唧，要么瘪嘴大哭。爷爷奶奶并没有太多精力去教导他，又看他身体健康，能吃能睡，对语言方面也就没有特别关注。于是，存在语言问题的壮壮，一直没有经过任何的干预教育。直到他年龄稍大，家人觉得实在不能再这样下去了，才由父母带着到医院就诊。当壮壮来到我们这里进行康复训练时，他已经6岁多了，却只能说不到20个词，且不能有意义地进行发音表达，只能偶尔蹦出来1个词。经过近1年的训练，壮壮的目光能与人稍微对视，跟随模仿能力也得到了提升，但也仅限于大肌肉动作的模仿。对于发音的模仿，除了可以跟随着做出一些口型外，基本上没有什么进展。至于他的语言理解能力，尽管有所增强，也只能理解和食物有关的部分词汇。

我请妈妈将壮壮有意无意说出的词记录下来。我看了看，发现这些词基本上都是名词，尤以人称名词为主，如爸爸、妈妈、爷爷、姐姐等。经过几次训练接触后，我发现他真的是不会说话，也说不出来。

我拿着他喜欢吃的零食，试图让他开口。他看到零食，马上伸出手来要去拿，我将零食攥在手里，要他开口说"吃"。壮壮扭动着身体，伸着手使劲儿去够，勉强地哼了几声，就是不开口。够不着食物的他有些着急了，嘴巴一撇，眼圈开始泛红，无声地落下泪来，双手不停地抹着眼泪的同时，目光却始终未离开过我手中的零食。整个过程就像一部无声电影，而他好似一名专业的默片演员，有动作、有眼泪，就是没有声音。

对6岁的壮壮而言，他已经习惯了这样的方式，不愿意去开口发音或进行任何的表达。当我突然要求他开口说出标准的"吃"时，他自然很难完成。因此，我决定还是从最简单的目光对视开始，逐步过渡到需求性的表达。

2.有意义的表达

壮壮的训练从目光对视开始。虽然壮壮之前做过这项训练，但他完成的情况并不太好。经过评估后，我还是决定让他退回来重新学习。我拿出一粒青豆，面对马上伸手去抢的壮壮，我将青豆拿远些，发出指令"看我"。他仍旧紧紧地盯着青豆，我把青豆移动到自己面前，再次重复了"看我"的指令。他有些急躁地瞟了我一眼，又转向了青豆。我夸张地表扬了他，把青豆递给他，他迅速夺了去，塞到嘴里嘎嘣嘎嘣地嚼起来。吃完后，他又开始东张西望。我重复了几次相同的指令，在他眼睛看向我后立即把青豆给他。复习目光对视练习的几天后，壮壮能够做到在零食出现后先看我，然后再将目光转向零食。

在壮壮能和我有一定目光对视之后，我们开始了壮壮的有限发音意义化的练习。在小零食的鼓励下，我让壮壮跟随着发出他最擅长的"a"音。当他能模仿发出时，马上给予奖励。在他进行得比较熟练后，再把仿说练习和需求练习结合起来。我拿出一大片妙脆角，不说话地看着壮壮。壮壮瞟了我一眼后伸手去拿。我收回零食，接着发出"a"音，要求他仿说。他很快发出了"a"音，我递给他妙脆角的同时，夸张地给出了表扬。在之后的数次练习中，指令提示逐渐减少，壮壮也慢慢习惯了在我拿出零食后先看看我，以及在没有提示的情况下，主动地发出"a"音。他慢慢意识到，必须要这样操作，才能获得自己喜欢的食物。这时，发出的"a"音就变成了有意义的表达。

3. 准确表达与拓展

壮壮可以进行简单的、有意义的发音表达后，我开始尝试让他使用更准确的词语来进行表达，自然还是得从他最喜欢的零食入手。准确发出"吃"这一卷舌音，对壮壮而言是很困难的：他的舌头灵活性差，许多发音好像大舌头一样含糊不清。我在对壮壮能发出的音进行对比后发现，他可以发出"ao"的音，于是我考虑让他练习"要"的语言表达，"要"的表达比"吃"更为广泛，可以适用于所有他有需求的情景，而不仅限于食物。

当壮壮试着说"要"时，他尝试了几次，很努力地张开了口，发出含糊不清的类似"ao"的发音。只要他能开口，就已经相当不错了。刚开始时，他说不清楚或不准确也没关系，何况"ao"的发音已经比较接近"yào"的发音了。我的目标是先让壮壮发出清晰的"ao"音，再在此基础上促进他发出"yào"的音。

在进行发音练习的同时，我采用了一些方法来改善壮壮舌头不灵活的问题。我将他喜欢吃的零食贴在口唇四周，让他伸出舌头去舔吃，以此来训练舌头的灵活度。作为"小吃货"的他，平日里吃的各种零食，都是训练时可供选择的对象。然而，他喜欢吃的都是一些诸如青豆、薯片、妙脆角等硬、脆类的食物，不方便贴放在口周，操作起来有一定难度。最后，考虑季节温度和他的个人喜好，我选择了壮壮比较喜欢的牛奶冰棒。我将冰棒放在壮壮嘴巴上前方，让他伸舌去舔，他很积极地练习着，同时开心地吃着冰棒。

就在训练持续进行了几个月后的某一天，当我拿出一小片薯片时，壮壮看了看我，然后比较清晰地说出了"要"的那一刻，我愣住了，继而非常激动，感觉内心沸腾了起来，壮壮终于能说"要"了！旁边的壮壮妈妈也高兴得合不拢嘴，都不知道该说什么了，兴奋得手脚都不知道该往哪里放。谁能明白就这样一个简单的词语表达花了多少时间的练习，终于等到他能清晰地说出来了。

随后，我们不断地强化并泛化了"要"的使用范围，从食物到玩具，从训练课上到家里，凡是他需要什么，我和妈妈都鼓励他进行"要"的语言表达。后期，我们加入了他能够说出的称谓词，以此类推，他很快就学会了"妈妈，要"的表达。对于妈妈而言，这一简单的沟通交流已足以让她热泪盈眶了。当看到自己的宝贝面对自己，叫着妈妈，并提出要什么的需求时，妈妈已经觉得他像个天使了。

在强化、泛化的同时，我们也进行了基本手势、身体语言的学习。对于在语言表达比较困难的情况下，使用手势、身体语言进行辅助，同样可以有一些比较好的交流。就壮壮来说，我们进行了基本的手势学习，比如：指、抱、摆手、点头、摇头……壮壮甚至自己发明了一个"双手合十"的手势，并且他还自觉地将这个手势和语言上的"要"结合在了一起，用来表示"谢谢"或非常强烈的需求。每次他这样"双手合十"，加上急促地说"要"去表达时，都仿佛小声碎碎念着："求求你，我很想要。"对此妈妈常常会忍俊不禁，呵呵地笑着，然后满足他的合理要求。

4. 建立适合的沟通

到这一期训练结束时，壮壮已经可以熟练地说出"要"来表达需求了，并且"yào"的发音也逐渐清晰，音量也逐渐变大。同时，他还会配合手势或身体语言，更好地进行表达。比如，当他要上厕所时，过去他会不分场合直接脱下裤子来，而现在他会拉着妈妈，用手指着自己的裤子，让妈妈带他去厕所。

因为种种原因，壮壮在一段时间后终止了训练。在离开时，他仍然没有恢复全部的语言能力，但至少他学会了基本的需求表达，会使用简单的词语和手势、身体语言，而不再是纯粹哭闹的方式。这让妈妈可以了解壮壮的基本需求，和他有了一定的沟通交流。壮壮通过表达获得了自己的需求，他的情绪也平稳了很多。妈妈也减少了烦躁发怒的情况，照顾壮壮时感觉相比以前轻松了不少。

有些孤独症儿童因为错过了语言发展的黄金时期（0~3岁）而无法开口说话，也许终生都无法像正常人那样用语言进行表达。但我们可以根据孩子自身的情况找到其他的途径与外界建立某种联系。比如壮壮，他的语言能力差，难以恢复到正常状态，但是通过促进表达意愿，使用他已有的发音进行练习，配合手势，他同样可以进行简单的表达，能向治疗师、妈妈传递自己的需求信息，也能接收和回应外界的反应。

　　0～3岁是语言发育的黄金期，一般儿童在3岁左右就可以基本掌握一门语言了。对于存在语言问题的孤独症儿童来说，越早进行干预，语言能力得到提升的概率就会越大。如果是年龄比较大（＞6岁）的无语言的孤独症儿童，其语言康复的难度会很大，有些孩子可能很难恢复。但是，没有语言不表示不能进行沟通、交流，我们可以提升孩子的交流表达意愿，用他能够使用的方法与外界进行联系互动。比如，可以使用手势、身体语言，也可以使用孤独症儿童常用的图片交换系统，或者可以使用当代的电子设备，如使用手机、电脑打字进行表达。国外就有不少孤独症儿童无法说话，却可以借助手机、电脑和他人交流的例子。再困难的情况，也会有各种可能，总会有办法去解决！

四、别脱了！宝贝

1.触觉统合失调

　　在与壮壮妈妈的那次谈话中，她提到的令人头疼的几个问题之一就是壮壮很喜欢赤裸身体，而且不分时间、场合。每次劝阻无效的妈妈都会发怒："别脱了！不许脱！"有时候还会扬起手来，狠狠地朝壮壮的屁股打上几下。经过妈妈的屡次威吓和制止，壮壮明白了出门后就必须穿衣服，否则就会挨打。但是，在家里时，他还是经常赤膊上阵，光溜溜地满屋子跑。

　　出门在外时，穿着衣服的壮壮也总能让人明显地察觉到他似乎有些不舒服：经常扭来扭去，有时候还会将手伸到衣服里抓挠，甚至烦躁不已地哼哼唧唧。一回到家，壮壮就开始脱衣服。如果是在天气温暖的时候，妈妈也不会过多干预。但到了武汉，在湿冷的冬天，没有暖气的出租屋内，温度和室外并无多大区别，而壮壮似乎感觉不到寒冷，仍旧会脱光身上的衣物，即使鼻子下面拖着长长的鼻涕，甚至引发咳嗽也依然如此。由于担心他会感冒生病，妈妈只能一再要求他穿好衣服，当壮壮脱衣服时对他怒吼，或打他的屁股；壮壮回家后，妈妈几乎不能离开片刻，哪怕只是去厨房、卫生间一趟，壮壮都可能随时开始"脱衣大业"。

由于壮壮的精细动作欠佳，大多数时候他无法准确地解开扣子、拉开拉链或解开系带。但他力气很大，会使劲儿地撕扯衣服，用尽各种方法，扯、拉、拽、咬、撕……直到把所有衣服从身上脱掉。于是，在有些时候皮肤会被勒伤，或拉扯时被衣袖、裤管缠绕住而无法动弹，以至于跌倒在地……妈妈听到声音赶到时，看到的往往是一片狼藉。生气的妈妈每次都需要花很多时间来整理房间，修补衣服，又看到手脚被缠住、姿势怪异、无法脱身的壮壮时，哭笑不得。

壮壮还存在一些其他的行为问题，比如他在吃任何食物前都喜欢用鼻子闻一闻，并且只吃少数几种固定的食物，对蔬菜类非常抵触，水果也只吃橘子。此外，他在玩儿某些玩具前也都会先闻，再咬或舔一下。

喜欢闻、咬、舔某些物品，严重偏食，以及经常脱掉衣服赤裸身体，都应归属于感觉系统方面的触觉问题。为此，我制订了针对这方面问题的训练计划。每天，壮壮都要进行一些重点改善触觉统合能力的训练项目，这一部分训练会在医院完成，训练力度和数量也会有所保证，另外还有一部分居家做的内容。我要求壮壮妈妈在家时和他做一些触觉游戏，如壮壮喜欢脱衣服，可以每天固定在睡觉前让他脱光后，在被子里对他进行按摩抚触，和他玩儿一些触觉类的小游戏。而在饮食方面则需要制订逐步拓展食物品种的计划。

2.专项训练的进行

在感觉统合训练课上，壮壮必须完成相当数量的爬行训练，穿着睡袋翻滚，以及使用带刺的大龙球来按摩。尽管壮壮很有力气，但由于运动协调能力差，很多项目做起来笨笨的，动作也是懒洋洋的，经常做着做着就躺在地上不动了。妈妈有时会着急地骂上几声，然后打他屁股，他会一边抹眼泪一边敷衍地做着。而有时无论妈妈怎么打，他也不愿再动弹，瘫倒在地上完全不动。对身强体壮的壮壮来说，妈妈强行去拉扯着他进行训练，也着实有些费力，这让累得气喘吁吁、又拉不动他的妈妈又急又气。

壮壮的强化物基本上都是一些小零食，但考虑卫生健康原因，食物是不允许被带到感觉统合训练室的。没有了零食作为奖励，他在感觉统合课上的表现远不如个训课。想到他喜好闻、舔物品，以及对橘子的钟爱，我决定投其所好，买来了橘子口味的牙胶作为强化物，在他完成一个项目或一定数量的训练时会对他进行奖励。壮壮在配合着完成一定内容后会很高兴地闻闻香香的牙胶，再舔一舔、咬着牙胶玩儿一会儿。尽管在不能吃这一点上让他有些不高兴，但可以闻闻、舔舔、咬咬，总比什么都没有要好吧。他一边颇为不满地哼哼唧唧，一边又卖力地舔、咬着。有了比较喜欢的强化物，壮壮的训练状态也有了明显的改善。

在个训课上和生活中，我和妈妈通过各种尝试，努力为壮壮寻找到各种食物之外的能引起壮壮兴趣的新物品，首先派上用场的是泡沫材质的玩具。壮壮很喜欢去捏泡沫玩具，每次都会在闻一闻后，将其拿在手里反复捏弄。于是，感觉统合课上的强化物被换成了几块泡沫积木。当进行到较为困难或壮壮兴趣不大的训练项目时，妈妈会提前拿出积木，鼓励地告诉他完成部分内容后就可以玩儿上一会儿。在强化物的作用下，壮壮的情绪也逐渐稳定了，耍赖、哭闹、拒绝做训练的情况大为减少。而随着壮壮感觉统合能力的提升、强化物种类的增加，感觉统合训练对他而言，不再是痛苦不堪的折磨，而是颇为有趣的活动。

回到家后，每天在睡觉前壮壮脱光后，妈妈会在被子里对他进行按摩抚触，或玩儿一些触觉类的小游戏，一方面可以改善他的触觉问题，另一方面可以促进妈妈和他的交流，建立更好的亲子关系。而壮壮也从开始时哼哼唧唧地表示不满，用力去推搡妈妈，或扭动身体逃避接触，到逐渐接受，并习惯了这些活动，成了固定的日常生活中的一部分。

3.最可爱的宝贝

通过观察和检查，我发现壮壮的皮肤比较粗糙，经常会起皮屑；皮肤接触外界摩擦时，会引起很大的不适感，壮壮会因此反复抓挠身体，或者脱掉衣服。我建议壮壮妈妈给他使用润肤露和润肤油来改善皮肤状况，保持皮肤滋润，减少皮屑的产生。除此之外，我还和壮壮妈妈共同去找到一些能让他感觉舒适的衣服。我们对壮壮已有的衣服进行了筛查，将一些已经起了小毛球的、质感较硬的、容易产生静电的，以及有粗糙绣花内里或线头、会磨蹭皮肤的衣服拿了出来。同时，对于已经购买到的柔软亲肤、全棉材料的衣服，我们剪掉了上面的标签、多余的线头——努力把对皮肤的刺激减少到最小，将造成皮肤不适感的各种因素去除。使得壮壮穿着衣服时感到舒适，从而更能接受衣服，不再时刻想着脱掉它们。

经过半年训练，壮壮不愿意穿衣服的问题有了改善，他的皮肤状况也变好了，曾经的皮屑没有了，皮肤能保持比较滋润的状态。加上触觉功能的改善，他不再排斥穿衣服，也很少将手伸进衣服去抓挠身体，外出上课、玩耍时情绪也较平稳。当然，晚上睡觉前的亲子触觉游戏成了他的最爱，他和妈妈的关系也更加亲密，有时会抱着妈妈的手臂，嗅一嗅妈妈的衣服，亲昵地在妈妈怀里蹭蹭，撒娇般地和妈妈进行简单的互动。壮壮妈妈说，每当这时，她的心都要融化了，感觉壮壮在爱着妈妈，他就是最可爱的宝贝。

很多孤独症儿童和壮壮一样存在触觉方面的问题，他外在的行

为表现一方面和触觉感觉统合能力有关，另一方面也与其皮肤的状况有关。我们需要详细了解每个孩子的情况，就像壮壮一样，通过找到原因进行干预，改善壮壮的触觉问题，让他能更稳定地配合学习、训练。同时也促进了他和妈妈的亲子关系，让妈妈感受到了宝贝的爱，更有信心继续后面的训练。

训练方案

　　孤独症儿童合并的感知觉问题，最常见的就是触觉问题和听觉问题。对于存在触觉问题的孤独症儿童，他们表达能力比较差，难以准确地描述自己的不舒服，所以会以一些行为问题的方式表现出来。家长需要细心观察，寻找到可能的原因。壮壮就存在触觉和皮肤的问题，他以比较明显的脱衣服、抓挠皮肤、难以安坐的表现为主。如果只是一味地指责其行为，要求其不许脱衣服、停止抓挠，没有从根本上改善皮肤的状况、触觉敏感的问题，是无法得到改变的，反而会因为家长的强硬要求而愈演愈烈，继发情绪上的问题。

五、我要吃得更多

　　针对壮壮严重偏食，喜欢吃硬、脆类食物，只接受某种特殊触感和味觉食物的情况，我制订了两方面训练内容：一是加强感觉统合的训练；二是拓展食物味觉。前者主要是在感觉统合训练课中安排一些提升本体感能力的训练项目，后者主要是由壮壮妈妈在生活中配合完成。

　　食物味觉的拓展训练主要考虑到以下几点因素：壮壮因为膳食不均衡，无法通过食物摄取足够的营养，出现皮肤或身体其他方面的问题；严重的偏食、挑食，几乎不吃蔬菜、水果，导致消化吸收不佳，钙质摄取不足，这就是他便秘以及个子长不高的原因。我和壮壮妈妈商量后，改善膳食问题先从营养价值高的鸡蛋开始：鸡蛋可以搭配其他多种菜，做出各种菜式，是儿童营养所需且比较好操作的食材。

我建议壮壮妈妈将鸡蛋炒成小块儿，混合在壮壮喜欢的菜里，让他慢慢接受鸡蛋的味道。几天后，妈妈沮丧地告诉我，小家伙敏感得很，看到不喜欢的鸡蛋就不吃了；如果无意中吃到嘴里，也会吐出来，就是不愿入口；妈妈逼得急了，他就干脆什么都不肯吃了。于是，我们改变了方法，将小块儿的鸡蛋夹在一大块肉里，喂给壮壮吃，尽管他觉得味道有些不对，但因为吃到自己喜欢的肉，也就勉强着吃了下去。几次之后，壮壮还是发现了异样，他用手将嘴里的肉掏了出来，把鸡蛋剔出去后，又将肉重新塞回去吃。这样一来，一餐饭的时间就大大延长了，在寒冷的冬天，吃到最后饭菜都已经凉了。

后来，想到壮壮喜欢吃炒饭，妈妈就将少量的鸡蛋液和饭混合在一起炒。当鸡蛋均匀地裹在饭粒上时，几乎看不出有鸡蛋在里面了。但随着鸡蛋量的增加，壮壮慢慢察觉出有些不对劲儿，但是他反复地翻着炒饭，却没有发现除米饭以外的其他东西，只是饭的颜色稍深了一些。妈妈像平时一样催促着他快些吃完，也会强调饭里面什么都没有。壮壮满脸疑惑地哼哼唧唧，但还是把炒饭吃进去了。就这样，壮壮慢慢接受了有少量鸡蛋味道的炒饭。之后，妈妈慢慢增加炒饭里鸡蛋液的量，壮壮也逐步适应了裹着蛋液的炒饭。最后，当妈妈再将鸡蛋炒得碎碎的，混在炒饭里面时，壮壮虽然发现了鸡蛋，但由于已经熟悉了鸡蛋的味道，也没有那么抗拒了。而且鸡蛋炒得很碎，像渣渣儿一样，不好挑出来，最终壮壮还是勉强地接受了。慢慢地，从鸡蛋沫到碎鸡蛋，再到鸡蛋块，壮壮已经可以像他喜欢的其他食物一样，正常地食用了。

用类似的方法，我们又尝试增加了豆腐、青菜等其他种类的菜，缓慢地添加不同的食材，让壮壮逐步接受，直到最后能接受平常的菜式。在经过壮壮妈妈的不懈努力后，壮壮基本上能接受两三种青菜、鸡蛋、豆腐、番茄等食物，以及苹果、葡萄等水果。尽管他最爱吃的还是那几种，但由于能同时进食一些蔬菜瓜果，壮壮的便秘也好多了；妈妈平时做菜也更方便，对壮壮的营养摄入更加放心了。

在壮壮饮食改善的同时，我建议妈妈可以利用壮壮对零食的喜好，引导他进行基本的生活自理练习，比如正确地穿脱衣服、收拾散落的玩具、帮妈妈收晾晒好的衣服、抹桌子……

由于合并触觉、本体觉能力的问题，偏食的孤独症儿童也很常见，还有部分儿童会合并有胃肠炎的问题，需要家长引起重视。因为每个孩子偏食的情况不同，需要治疗师和家长进行沟通、交流，了解孩子对食物的喜好情况，再选择合适的食物进行进食练习。壮壮妈妈就使用了把鸡蛋液加入到壮壮喜欢的炒饭之中的方法，让壮壮逐步适应、接受了鸡蛋。

训练方案

对于偏食的孤独症儿童，治疗师的指导和家长的配合必不可少。我们需要在了解孩子的具体情况后，循序渐进地进行干预。先从尝试增加一种食物开始，逐步巩固强化，到孩子完全接受后，再开始第二种食物。食物的选择需要和家长进行沟通、交流，可以选择孩子勉强能接受，但不太喜欢的食物，也可以选择当前孩子身体急需的食物，根据孩子的具体表现来调整干预方法。与此同时，还可以增加触觉和本体感的感觉统合训练，更好地帮助孩子改变偏食的习惯。

六、妈妈的期待与不舍

为期半年的训练时间很快过去了，由于个人原因，我要和壮壮暂时告别。经过半年的康复训练，从表面看，壮壮似乎变化不大，还是无法开口大段地说话，认知能力也没有明显的提升，对数学的概念还是一塌糊涂。但壮壮已经有了实实在在的进步：他可以用现有简单的词和手势向妈妈表达自己的需求；严重挑食的情况大为改观；赤裸身体的行为基本已经消除；能有意识地努力完成自己的事情，包括脱衣服、收拾凌乱的物品、帮妈妈做简单的家务等。与此同时，壮壮妈妈学会了理解壮壮的行为、情绪，学会了如何有效地利用各种机会引导壮壮。壮壮妈妈刚开始时的焦虑情绪缓解了不少，心情放松多了，也更有信心能继续坚持下去，陪伴壮壮成长。

对于壮壮的改变，其中很重要的是调整了壮壮妈妈的期望值，选择了适合壮壮的训练目标，通过训练，改善了壮壮的行为、进食问题，减轻了壮壮妈妈的照顾压力，缓解了她的焦虑情绪，让她能从和壮壮的相处中体会到孩子对妈妈的爱，能看到孩子的变化、进步。

> 我们需要认识到，不是所有的孤独症儿童通过康复训练都能开口说话、能识字计算、能上学读书……虽然这是我们美好的期望。但是，孤独症儿童的康复训练目标需要从实际出发，和父母进行密切沟通、交流，引导父母调整训练期望，从当前的现实问题出发，设立符合儿童能力发展、比较切实可行的训练目标。

壮壮妈妈对这一阶段训练的结束有些依依不舍，作为治疗师的我也是如此。这半年来的陪伴，看到壮壮的进步，也让我颇有感触：每个孤独症儿童都像一朵花苞，也许它错过了春季，没能在绿意盎然中绽放，但是只要精心呵护、正确引导，有一天它可能会以自己的方式悄然绽放在其他的季节里，拥有属于自己的那一片风景。

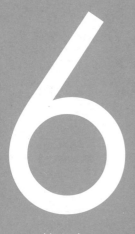

CHAPTER

第六章

谁动了
我的座位

刻板行为的改变与
家庭对现实的接受

很多孤独症儿童都有自己独特的兴趣：有的喜欢看旋转的电扇叶片，有的喜欢各种类型的汽车玩具，有的喜欢开关房门或灯，还有的喜欢手机、电脑，甚至有的喜欢马路上的窨井盖、各种规格的炒菜锅或某一特定形状的水管……孤独症儿童的喜好可谓品类繁多，令人惊叹。在本章中，阿木有着独特的兴趣爱好，还喜欢固着出行路线、固定公车座位，经过训练，这些问题得到了极大的改善。

一、魔力小纸片

1.训练前的阿木

第一次见到阿木时，首次接待评估的老师正和我讨论他的情况。妈妈刚好牵着他走了过来，评估老师向妈妈介绍了我，并告诉她，我将是阿木康复训练的治疗师。我打量了一下他，这是一位皮肤黝黑、身体结实的小男孩。他见到我有些紧张、害羞，躲在妈妈身后，不愿和我对视。

评估老师介绍完情况后，我带着妈妈和阿木熟悉了一下个训治疗室的环境。妈妈给人一种淳朴、憨厚的感觉，可能之前从其他家长那里了解过我，她有些激动地说："王老师，我们实在是太幸运了。由您来给阿木进行训练，我真是太高兴了……"说话间她伸出手去，要将身后的阿木拽出来。阿木有些不情愿，嘴里嘟囔着，小脑袋使劲儿向后转，屁股也撅得老高，就是不愿意出来。妈妈力气很大，一用力把他拉了出来。阿木瞪大眼睛，神情非常紧张，不敢看着我，更不愿意和我对视。他偏着头将身体转了过去，嘴里发出"咩咩咩"小羊一般的声音，小手紧紧地攥着某样东西搓弄着。妈妈有点儿着急，呵斥着要他将身体转向我，他顿时眼睛就红了，眼泪扑簌簌地落了下来，叫得也更大声了，不停地用拇指、食指反复搓弄着手里的物品。我不由得将目光下移，一眼就看到了他那因为用力而泛白的指关节。

我看阿木情绪不太好，表现得很紧张、害怕，便阻止了妈妈："没关系，小孩子第一次见陌生人难免会有点儿紧张，不着急。我们还有半年的时间可以慢慢熟悉。"阿木妈妈有些不好意思，我请她松开阿木，让他可以随意活动。阿木摆脱了妈妈的"铁手"，小兔子一般飞奔了出去。

我和妈妈聊了聊阿木的情况。了解到阿木家住在附近的一个郊区县，乘车过来需要好几个小时。为此，妈妈特地在附近租了房子，每天带着阿木过来进行训练，周末时再带他回家。阿木已经5岁了，但他各方面的能力都不是很乐观，无论是语言还是认知能力，都落后于同龄人很多。妈妈也客观地觉得他大多数时候表现得甚至都不如3岁的弟弟。

阿木家里除了妈妈务农、经营小卖部外，爸爸另有一份离家稍远的工作，收入总体上还算过得去。随着阿木一天天长大，他表现出越来越多的与众不同：3岁时才开口叫爸爸妈妈，言语也非常少，大多时候沉默不语；情绪紧张、激动时他会发出"咩咩咩"小羊一般的叫声；阿木很胆小、敏感，看到陌生人就非常紧张、害怕；大部分时间都是独自玩耍。他很喜欢玩儿小纸片，不管是普通的白纸、报纸、卫生纸，还是各种零食包装纸等，他都喜欢撕或揪下一角，反复地捏、搓玩弄上几个小时。妈妈感到非常困惑："真是弄不明白，这纸片有什么好玩儿的？他就那么喜欢，难不成有什么魔力？他恨不得一天24小时都捏着，如果有人要从他手里拿走，就跟要他的命一样……"听完妈妈的话，我才明白刚才阿木手里反复搓弄的就是妈妈口中的"魔力小纸片"。除了小纸片，他还喜欢用手去抚弄生活中的很多物品，有些还会反复搓揉上近1个小时，好像特别爱不释手一样。

　　4岁的阿木上幼儿园后没多久，就被老师退园了。理由也很明确：老师和他说话时基本上没有反应；他也无法遵守规则，不愿意参与集体游戏或活动；上课时他不仅不听课，还不时会在课堂上"咩咩咩"地大叫。老师建议家人带阿木去医院看看，爸爸妈妈这才意识到阿木的问题严重，于是带着他来到武汉。经过专业医院的诊断，家人才首次知道了一种叫"孤独症/自闭症"的疾病。在查过一些资料，以及咨询相关人士后，家人决定带阿木进行治疗。于是，家里的老人主动承担起照顾弟弟和经营小卖部的工作；爸爸则继续自己的工作，以提供经济支持；妈妈放下家里的事情，陪同阿木进行康复训练。虽然家庭经济并不宽裕，但是全家对阿木的不离不弃和努力坚持仍然让我感受到了这个家庭淳朴而深厚的爱。

2.百元大钞的诱惑

　　令妈妈感到困惑不解的事情，正是阿木喜欢揉捏小纸片的特殊爱好。在他第一次上课时就表现了出来。这是一节个训课，当妈妈带着阿木准备进入个训室时，他神情紧张，拉着门框怎么也不肯进去。尽管之前已经带他熟悉过个训室，他仍然表现得非常紧张，"咩咩咩"的叫声也更加响亮了。妈妈情急之下，从包里掏出一张百元纸币，对阿木说："阿木，要不要啊？"阿木立刻停了下来，看着妈妈手里的纸币，伸出手去抢。妈妈收回了纸币，并说道："你要先去上课，进去后才能给你玩儿。"一旁的我看得有些吃惊：百元大钞也能作为玩具？阿木妈妈大概看出了我的惊讶，苦笑着说："没办法，他就喜欢纸币，还非要这种红色的、不硬不软、抖一抖还能有声音的一百元纸币。我们也知道这样不好，但是没有办法，只能哄着他……"

　　就这样，在百元大钞的诱惑下，阿木终于进入了个训室，乖乖地坐在座位上，但是怎么也不肯交出手中的百元大钞。对他进行能力评估时，他必须放下手里的东西进行操作。同时，也为了避免损坏纸币造成妈妈的经济损失，我请妈妈拿出提前准备好的几种他喜欢的小零食，试图以此来交换他手里的纸币。但丝毫无用，他一手拿着纸币，伸出另一只手去抓零食。当他意识到无法同时拥有纸币和零食时，他干脆转过身去，背对着我，专心地玩儿起了纸币。他用拇指、食指揉捏，又或抖动着纸币，凑近仔细地盯着看，又或放在耳边听抖动纸币时的声响，一副专心的表情，如同在研究什么严肃的事情。

我没有立刻拿走他的纸币，一边和妈妈聊着，一边观察着他玩儿纸币的方式。妈妈告诉我，他对所有的小纸片都感兴趣，尤其喜欢纸币和小零食的硬塑料包装袋，他会将它们拿在手上反复搓揉。我意识到，纸币和硬塑料包装袋所具备的某种触感，以及可以发出的某种声音，是令阿木感到愉悦的地方。于是，我翻找出一种类似塑料纸的玩具，捏上去会发出"咔嚓咔嚓"的清脆声，手感也和其他常见玩具不同：摸上去软软的，捏起来又有些硬，好像里面有冰碴儿的感觉。

我捏玩着塑料纸玩具，夸张地说道："真好玩儿啊！"玩具发出的声音吸引了阿木。他转过身来，看着我手里的玩具。我继续捏玩着，一副非常开心的样子："真好听啊！捏着好舒服啊！真是太好玩儿了！"阿木的眼睛盯着我的动作和手里的玩具，过了一会儿，他突然伸出手来要抓玩具。我将玩具收了回去，伸手要他用手里的纸币进行交换。阿木警惕地把手放到身后，不肯将纸币给我。我将玩具放到了桌面上，阿木拿到了新玩具，用一只手捏玩着。过了一会儿，大概觉得用一只手捏玩不过瘾，他将放在背后的那只手伸了出来，一边捏着纸币，一边配合着和另一只手一起捏玩塑料纸玩具。我给他示范了各种玩法：或捏捏，或扭扭，或抛起落下，或双手搓弄。每次示范后我很快就将玩具交还给他，他大部分时间只是捏着玩具，偶尔会模仿一下我的玩法。慢慢地，他放松了紧紧捏着的纸币，找到机会我抽出了他手里的纸币，递给了妈妈。

阿木发现纸币不见了，马上急了起来，"咩咩咩"地叫，急匆匆地向妈妈的方向伸出手去。我用塑料纸玩具吸引着他的注意力："哇！这个真好玩儿啊！看！还可以这么玩儿……"同时用手掌轻轻地拍着桌面上的玩具，玩具被拍得扁扁的，发出清脆的声音。阿木似乎失去了对新玩具的兴趣，不依不饶地伸着手，"咩咩咩"地叫着，要妈妈给他纸币。我请妈妈不要看阿木，也不要说话。阿木"咩咩咩"地叫了半天也没得到回应，而我则是以夸张的语气和动作在他面前继续玩儿着塑料纸玩具。过了几分钟，阿木终于放弃了，虽然有些不满，但还是接受了新玩具。阿木和我互动着玩儿过几次后，我奖励了他比较喜欢吃的零食，他的情绪也逐渐平复了下来，没有那么紧张、害怕了，开始和我玩儿各种玩具，进入了评估阶段。

　　课间休息的时候，我和妈妈进行了交流，建议她以后不要使用贵重物品，如百元纸币，作为强化物。阿木并不理解百元大钞的价值，在他眼里，纸币和普通的卫生纸、包装袋并无区别，都只是能让他开心的玩具。妈妈对此也非常无奈，她也知道钱不是普通纸片，但有时候阿木闹起来完全停不下来，不得已才给他。问题在于，阿木一旦习惯了纸币，就难以更换。我告诉妈妈："我们会找到方法改善他的这个问题。但从现在开始，请不要再给他纸币。如果他想要，可以先用其他的小纸片代替。"妈妈答应了。

3.爱好不再特殊

　　阿木对小纸片的执着，属于寻求触觉刺激的情况。我向妈妈进行了解释，并制订了详细的感觉统合训练计划，以及家庭触觉训练内容。我让妈妈注意观察阿木的其他爱好，配合课堂训练，帮他建立和拓展新的兴趣，从而取代单一的"魔力小纸片"。

　　阿木训练到第二周的时候，开始了集体课的学习。我刚走进教室，就发现他正兴奋地拿着一张百元纸币玩儿得不亦乐乎。妈妈看到我，显得有些尴尬。我问她怎么回事，她有些不好意思地说："阿木根本不听我的，闹着非要不可。我怕上课迟到了，只能给了他……"因为是集体课，我无法对阿木专门进行处理。在这次课上，阿木基本什么都无法做，无法将注意力集中在游戏上，也没有关注到其他人，只是专心地玩儿着手里的纸币。轮到他做游戏时，他紧紧地抓着纸币，不肯上前，也不愿参与。考虑到这是阿木第一次进入集体课，他需要时间去适应。我只是注意观察他的表现，并没有特别地进行干预。

下课后，妈妈主动找到了我。她非常沮丧地说："王老师，你看这怎么办？阿木完全不听课，也不和大家一起玩儿。"我安慰她说："阿木刚进入集体课，需要一些时间来适应。没关系，慢慢来。"我同时指出："阿木喜欢小纸片，的确是一个问题。您也看到了，刚才他的注意力都在纸币上，已经严重影响了他的学习。我建议集体课不带小纸片进去，或者开始上课前收回纸片。您需要提前告诉他，一旦开始上课了，就不可以玩儿小纸片了。"我又解释了避免使用纸币的原因，建议可以先使用其他小纸片代替，多坚持一下，阿木还是可以接受类似钞票的其他小纸片的。妈妈有点儿不好意思地点头同意。

由于提前进行了提醒，在第二次集体课前，妈妈收回了阿木正在玩儿的塑料包装纸片。进入教室后，我看到阿木正贴在妈妈身上，四处翻找，"咩咩咩"急躁地叫着。我走了过去，请妈妈将那张小纸片交给我。我蹲下来，面对眼泪涟涟，既紧张又不敢上前来要小纸片的阿木，严肃地告诉他："阿木，上课了，不可以玩儿了。"阿木看着我将那张小纸片收到口袋里，非常不开心。他知道小纸片在我手里，也就不再纠缠妈妈，只是盯着我的口袋，一直"咩咩咩"地叫着，不停地抹着眼泪。

轮到阿木做游戏时，他像根小木头一样站着一动不动。我拉着他的手辅助完成了游戏，夸张地对他进行了表扬后，掏出小纸片递给他，说道："阿木做得很好，老师奖励你，可以玩儿10秒钟。"阿木看到小纸片，马上拿了过去，紧张而专心地玩着。10秒钟后，我拿走小纸片，摸摸他的头，说："阿木，下次做好了，再玩儿小纸片哦！"阿木非常不舍地看着我的口袋，被妈妈带回了座位。下课后，我把小纸片递给阿木："下课了，现在可以玩儿了！"阿木紧紧地攥着小纸片，好像心爱之物失而复得一般，生怕再被拿走，快速跑到走廊的角落独自玩儿了起来。

几周的训练之后，阿木的情绪平静了很多。在没有小纸片的时候也能较配合地进行学习、训练，因为他知道，如果他做得好或者下课了，就可以玩儿小纸片了。阿木的妈妈也在我的鼓励下学会了坚持，无论阿木怎么哭闹，上课时坚决不给他小纸片。慢慢地，阿木也习惯了这样的模式，上课前妈妈要收回小纸片时最多也就"咩咩咩"地叫上几声，上课时也不再主动要求拿着小纸片。妈妈也感觉自己的耐性增强了，面对阿木的情绪波动，能够坚持某些行为原则了。

由于妈妈的配合，阿木每次的感觉统合训练都能很努力地按要求、按数量完成。回到家后，妈妈也督促他进行触觉方面的训练，家庭训练表也很详细地记录下了完成的数量。随着训练的进行，阿木的触觉感觉统合能力逐步得到了提升。他喜欢反复捏玩小东西的次数也在减少，加上个训课上的各种游戏，他开始接受玩儿更多的新玩具，如扭发条会旋转的玩具、捏一捏会发出不同声音的橡胶玩具、搭建物品的小方块积木……

3个月后，妈妈感慨地说："真是没有想到，阿木居然真的改掉了执着'小纸片'的习惯。他会玩儿玩具了，有时候还能和弟弟一起玩儿。"妈妈向我展示了手机里的照片：阿木在小桌子旁，桌上摆着一盒彩色方块积木；他一个人在搭建积木，旁边的弟弟手扶着桌沿，好奇地看着哥哥的作品。让人倍觉和谐、温馨。我想，妈妈看到这样的情景，拿出手机拍下那一刻，心里应该也是充满了喜悦和开心吧！

每个人都有自己的喜好，孤独症儿童的特殊喜好更是五花八门。阿木对百元大钞的情有独钟就是典型的表现。这和阿木自身的感知觉能力有关。他喜欢某种特殊的触觉和声音，所以会反复寻求这样的刺激。就和有人喜欢唱歌、有人喜欢玩儿游戏一样，可以从中获得一种满足感。当阿木通过康复训练，提升了感觉统合能力，学会了玩儿新玩具，增加了新的兴趣点，过去痴迷的"魔力小纸片"自然失去了魅力，阿木固着的行为也自然而然地发生了改变。

> **训练方案**
>
> 如果这些爱好对孤独症儿童的生活、学习影响不大，我们不需要对其进行特别处理。但如果像阿木一样沉迷其中，不去关注外界，无法进行跟随学习时，就需要进行干预处理。我们需要根据每个孩子喜好的特点分析其背后的需求，了解孩子从这种爱好中获得了什么样的满足。顺着这个思路，我们可以选择性地使用比较合适的物品或活动进行替代；如果存在感知觉方面的问题，可以安排相应的训练项目进行感觉统合训练，提升感觉统合能力。

二、走自己的路

1.固着出行路线

训练进行到快1个月的时候，某次个训课上阿木迟到了。课后妈妈向我解释，因为早上起床稍晚了些，由于担心迟到，没像平时那样乘公交车，而选择了走一段路后再搭出租车赶过来。但阿木怎么也不肯坐出租车，路上一直拉扯、哭闹，耽搁了不少时间，最后还是迟到了。妈妈非常无奈地说："实在没办法，这个伢（孩子）习惯了平时乘公交车来上课，如果换作其他的路线或方式他就会很烦躁，哭闹着不肯走……"我这才知道，原来阿木还存在这样的一个刻板行为——固着出行路线。

刻板行为在孤独症儿童里面非常常见，也是孤独症的典型症状之一。阿木所表现出来的固着出行路线就是其中的一种。当孤独症儿童固定了某一条路线或乘车顺序后，就难以接受改变该路线或乘车顺序的出行方式，会吵闹着拒绝接受新的变化。此外，还有的孤独症儿童会有固定的物品摆放习惯，比如某个杯子放在哪里、某个玩具放在哪里，都有其固定的位置。一旦被他人挪动，他们会非常不安，甚至哭闹不止，直到物品被重新放好。还有的孩子会有固定的仪式，比如出门时会在某个位置习惯性地转3圈，或向前走3步再退回来2步等，就像完成某种必需的仪式一样。若是不能按自己的"规则"完成，会焦虑、烦躁，严重的甚至无法进行其他的任何活动……

我向妈妈详细询问了阿木固着出行路线的情况，得知阿木到武汉进行康复训练后，每天的出行路线为：从出租屋步行到公交车站，搭乘某路公交车，若干站后转乘另一路公交车到医院附近，再步行来到医院。偶然一次，他们等了很长时间都没能等到平时搭乘的那一路公交车，考虑到坐其他路线的车也可以到达相同站点，于是，妈妈就准备换乘另一路公交车。但阿木表现出强烈的抵触情绪，拉着妈妈的手就是不肯上车。自那次后，妈妈才发现阿木固着出行路线的问题：无论是步行，还是乘车，他的路线都非常固定，不能进行更改。

妈妈后来还发现，在乘公交车时阿木必须要坐在固定的座位。如果某天该座位上有了别的乘客，阿木就会吵闹着一定要坐那个位置。妈妈不得不好言好语地和人家商量，如果协商不成，也只能忍耐着阿木的吵闹，直到下车为止。时间长了，一些司机也认识了他们母子，其中有的司机会表现得有些不耐烦，甚至会说："这个小孩太闹了，要不你们坐下一趟车吧！"

妈妈满心委屈，眼眶红红的，几乎要落下泪来。她说："谁不希望自己的孩子聪明懂事，但摊上这样的孩子我们也没有办法。想着既然是我们带他来到这个世界上，总要好好地待他。我也不想给周围人添麻烦，每次都努力去哄他或骂他，但他就是这样的一个孩子啊！我也没有办法……"
听着妈妈的讲述，我内心酸酸的。

孤独症儿童的父母默默承受着的，不仅是孩子自身的各种问题，还有社会上很多人对孤独症儿童种种行为的不理解，并因此对他们的父母进行指责，一定程度上也增加了他们的压力。作为专业的治疗师，我们能够理解这些家长的泪水和艰辛，并尽可能地给予支持。但是，更需要社会大众去理解和接受他们。妈妈很勇敢，她朴实无华的语言，已经折射出一位母亲对孩子厚重的爱，无论孩子在他人眼中是怎样的，她都无法放弃。她对阿木的这种爱、容忍和坚持，都令我非常感动。

2.尝试着去改变

对于阿木固着出行路线问题，我向妈妈解释了原因。

孤独症儿童往往存在刻板行为，对于他们而言，固定的、一成不变的环境或活动会让他们感觉很安全，仿佛世界都在自己的掌控之中。如果处在不断变化的环境里，他们会感到焦虑、害怕，不知道下一刻会出现什么，不知道该如何应付。就如同有一个黑匣子，如果你提前知道里面有什么，甚至里面的玩具是自己亲手放入的，你就能从容自若地去打开它。如果你完全不知道里面有什么，也没有任何提示，你就会担心里面会不会有什么令你害怕或讨厌的东西，以致打开盒子时会惴惴不安。孤独症儿童会对某种固定性、可重复性感觉到安全，就像你知道盒子里有什么一样，可以安心地打开，而不必担心出现什么变化。如果让他们处于一无所知的环境中，就像面对未知的黑匣子，会感到非常恐慌，表现出情绪的剧烈起伏，他们会抵触、拒绝、哭闹，甚至打、咬自己，只有回到让他们感觉安全的环境中才能慢慢平息强烈的情绪。

妈妈似乎理解了一些。她恍然大悟地说："过去，他喜欢反复做一些事情，我还烦得不行了，总是去责怪他。他也会哭得很厉害，但就是改不了。原来是我们都不懂他啊！"鉴于此，我决定先对阿木的固着出行路线的行为问题进行干预，进而去处理他固着乘车座位的问题。

首先，我请妈妈将他们可能的出行路线整理出来。在实践中，路线可以是多种多样的，倒不如变更公交车来得容易。妈妈在我的建议下，将拟变更的几路公交车经过地方的标志性地标等用手机拍了下来（最初的设想是将手机拍下的图片打印出来后制作成卡片）。然后，在我的示范下，让妈妈每次出门前，要告诉阿木当天的出行计划："阿木，我们要去上课了。从住的地方出来，走这条路，之后到达××车站；然后我们搭乘××路车，经过××地方后，到达××车站；再换乘××路车，到××站下；下车后我们走到医院，就到了上课的地方。"在讲解路线的同时，妈妈需要按顺序向阿木依次展示经过地方的照片。出门后，当他们每经过一处标志性地标时，妈妈要对照着照片进行解说，并说明后续的路线，直至抵达医院。

在阿木熟悉了这样的方式后，我和妈妈开始进行路线的更改。开始时，每周只选择一天更改路线，其他时间还是按照旧的路线，让阿木能逐步适应并接受新的路线。在更换路线的前两天，妈妈的路线说明也有了变化，她向阿木展示了新的公交车号，并多次强调："阿木，明天／后天我们会更换公交车，会按新的路线走。"在当天出门前和到公交车站后，妈妈又再次向阿木进行了说明。

妈妈告诉我当天他们出行的情景：阿木似乎明白了要换车，但他还是有些不愿意，嘴里一直哼哼唧唧。妈妈再次说明"今天我们要坐××路车……"，然后拉着阿木向车门走去，准备坐上新的公交车。阿木有些不情愿，拉扯着妈妈的衣襟要离开。经历了前一段时间的训练，已经具备了一些信心和力量的妈妈，坚决地把阿木抱上了公交车，掏出手机出示公交车途经地方的照片，并告诉了他中转车站的名称。车子开动了，阿木虽然有些紧张，但在短暂的吵闹后还是接受了。他警惕地看着周围的环境，好像前方会到什么非常恐怖的地方一样，不肯坐在座位上，紧紧地拉着妈妈，直到下车后才放松下来。

妈妈告诉我，她其实也很紧张，害怕阿木会大闹起来，自己控制不住。如果那样的话，不仅不能正常乘车，还会引起周围人的反感。但阿木的表现让她感到很惊讶，没想到阿木居然接受了新的路线。

3.外出游玩的实现

就这样，每周改换乘新一路公交车，也就等同改变了一次路线。阿木在这个过程中逐渐适应了换乘不同的公交车，并随着频率的增加，他逐渐接受了一周两次、三次的变更，只需要在出行前一天以及在出门时向他说明一下。他在换乘了新路线的公交车后也不再像过去那样情绪激烈了。

当阿木能接受换乘另一路公交车后，我们又增加了换乘的次数，以及改变中转车站。对于习惯在固定的车站中转的阿木来说，对此并不乐意。当公交车在以往中转的车站停车时，他还是会要求下车，尽管妈妈提前进行了说明，他也不管不顾，哭得稀里哗啦。我们采取的办法是，在不同的时间，如出行前一天、上公交车后、快到以往中转的车站时，妈妈要不断告诉阿木他们将会在另一站下车，同时展示新的中转车站的照片。在阿木坚持要下车时，妈妈要不断提醒他，耐心进行解释。经过几次后，阿木也慢慢明白了，尽管也会有些不高兴，但是情绪的波动没有之前那么大，还能获得妈妈递上的一点儿小零食，以及对他的夸奖，他也能接受了。

换乘公交车的问题已得到了解决，我们开始了步行路线的改变，这比我们想象得要容易。阿木虽然不喜欢改变路线，但是他很喜欢看不同小区的设施，遇到感兴趣的还会停下来摸一摸、看一看。阿木对某小区里的公共健身器材很感兴趣，每次在改变步行路线时妈妈就会告诉阿木："今天我们可以去玩儿健身器了哦。"再结合手机中的照片，阿木很快就接受了新的路线。

几个月后，阿木对出行路线的刻板要求随着练习频率、难度的增加而逐渐消减。到第一期训练结束时，妈妈已经能轻松地带他出去玩儿了。哪怕是他从来没有去过的地方，只要妈妈提前几天告知，出门时再说明一下，基本上他都能平稳地接受。如果再配以照片，效果会更好，几乎没有什么哭闹。这让妈妈感觉外出轻松了不少。

后来，妈妈学会了如何处理不同的出行情况，比如搭乘公交车以外的交通工具。当爸爸的朋友开着小汽车来接他们外出游玩时，由于妈妈在前一天以及出行当日结合照片进行了说明，阿木可以很平静地坐上小汽车出去玩儿了。在阿木的第一期训练结束后，妈妈给我发过几次照片，令我印象深刻、尤为感叹的一个场景是：阿木和爸爸、妈妈、弟弟一起在某风景区花丛中嬉戏游玩。一家人能愉快地外出旅游，这真是一件让大家开心的事情！

阿木固着出行路线的行为是刻板行为的表现之一，也是孤独症的一大典型症状。当孤独症儿童确定了某一种行为模式后，如固定乘车路线或座位，他们往往难以接受其他的改变。如果家长或周围环境发生变化，儿童会拒绝、抵触其发生。对于这类固着的孩子，我们需要提前做好准备，告诉他可能会出现的变动，让其做好心理准备，能在面对变化时情绪稳定地接受。

训练方案

刻板行为是孤独症儿童的典型表现之一，他们用这样的方式来应对外界，获得可以不断重复的掌控感，从而建立安全感。对于严重影响孩子学习、生活的刻板行为，大人们要详细了解情况，提前做好准备，进行干预处理。类似阿木这样出行改变的情况，需要提前借助文字、图片、视频等，以儿童比较容易理解的方式进行解释说明。如果可以，在家提前进行变动演练也是不错的方法，时间允许的话，可以提前几天多次进行说明，让孩子明白并熟悉将来可能会发生的事情，逐步适应和接受新的变化。

三、谁动了我的座位

1.不为人理解的委屈

除了出行路线以外，阿木还固着于公交车的座位。他喜欢坐在司机后面一排靠窗户的座位，每次上车都会径直过去坐下。他们乘坐的公交车离起始站很近，行车路线主要是非主干道，大部分时间乘坐的人不会太多。于是，大多时候阿木都能"理所当然"地坐上了自己的"专座"。

我仔细分析了阿木选择固定座位的原因。阿木和妈妈乘坐的公交车是比较老式的。他选择的座位在司机后面，司机的座位挡住了他的视线，而他也看不到后面的人。因此，这个座位可以说是最不容易看到车厢环境和其他乘客的角落，但是透过玻璃窗，却可以看到窗外的很多景色：飞驰而过的一栋栋建筑、一辆辆汽车等。对于阿木而言，他不喜欢和人接触、互动，但他喜欢看快速运动的物体，选择这个座位完全符合了他的喜好。

尽管大部分时间车厢里都比较空旷，但阿木的"专座"有时候也会被其他人坐上。每当此时，阿木都非常不高兴，会站在旁边着急地哼哼唧唧，却不敢去和座位上的乘客交涉。他焦虑地站在座位旁烦躁地扭来扭去，有时会一再拉拽妈妈的手，想让妈妈帮忙把座位"要"回来。妈妈觉得很尴尬，又由于车上空座不少，不好意思去要别人让座。阿木看到妈妈没有行动，哭得满脸都是眼泪和鼻涕。妈妈越发觉得尴尬了，在安慰阿木的同时，试图要阿木坐到其他座位上去，但阿木坚持不放弃。有时候乘客因为阿木的吵闹而起身离开座位，阿木便破涕而笑，高兴地坐上去，留下妈妈站在一边，尴尬地收获着其他乘客们责备的眼光。

有时，妈妈为了让阿木尽快安静下来，小心委屈地和座位上的乘客商量。遇上不愿意让座的，妈妈还会被说上一顿，说她太过宠溺孩子，哪能孩子想要什么就给什么呢?！那些不理解阿木表现的乘客，对他们母子的态度也会不太友善。客气点儿的乘客会要妈妈管一下阿木，尽量不让他影响其他人；不客气的乘客会直接呵斥甚至责骂。而对于他人的不理解，妈妈也无法去解释。

妈妈的各种担心与忍耐，甚至小心翼翼都反映出她的善良和包容。她说，司机和乘客们的责怪，她也能理解，孩子一路的哭闹，换成自己也会觉得烦心。她实在没有办法，想了各种方法，言语的安慰、小零食的诱导，甚至大声怒斥，都没能解决问题。对于扭来扭去、拉扯哭闹的阿木来说，根本听不进妈妈的好言安慰；小零食也不能一路吃下去，且总有吃完的时候，妈妈也无法每天都准备一大堆零食；而怒斥只会让阿木情绪更加激动，甚至出现暴力行为……妈妈承受了很大的压力，她满腹的心酸都无处诉说。

我安慰了妈妈。很多孤独症儿童的家长在社会上都会因为孩子的行为不被理解而受到责备与讽刺。一方面，他们自己得首先接受孩子的"与众不同"，努力去帮助他们提升能力，适应社会；另一方面，他们也不得不接受一个现实：并非所有人都理解孤独症的表现。关于阿木固着座位的问题，我和妈妈商量，等阿木的固着出行路线行为改善后再来进行干预，避免因同时干预两种行为，以致效果不佳。

2. 我的座位可以动

阿木的出行路线问题有所改善后，我们开始干预他固着座位的行为。

为了更好地帮到他，我陪着他们母子搭乘了一次公交车。这一线路的公交车有前、中、后3个车门，大部分座位分布在中间车门与后门之间，而从前门到中间车门仅有4排座位。经过观察，我发现阿木确如妈妈描述的那样，上车后都是直奔"专座"，根本不去注意其他座位。

我叮嘱妈妈，每次上车前后，即使阿木可以坐上"专座"，也要带他去关注一下周围的环境，并告诉他车厢里面还有很多座位。于是，每次上车前，妈妈都会掏出手机，向阿木展示车厢座位的照片，并且说道："我们要上车了，如果有阿木喜欢的座位，就坐上去；如果没有，我们就在车厢前部找找；如果前部没有空座，那么我们就去车厢后部找。如果都没有了，就要找有扶手的地方站着，直到有空座位或者站到下车。"

因为大部分时候车上的乘客不会太多，所以阿木的训练基本上只会用到前4排座位。刚开始时，阿木会非常执着于自己的"专座"，后来在妈妈的引导和提前告知下，他开始能够接受离"专座"不太远的其他座位，可一旦"专座"上的乘客起身下车，他就会立刻积极地跑过去坐下，哪怕只坐一站就下车他也乐意。

在阿木终于放开"魔力小纸片"，并找到了几件让他心仪的玩具后，考虑到他在服从指令和遵守规则，以及模仿方面的进步，我提议妈妈和阿木在乘车时可以一起玩儿游戏，分散他的注意力，放松他的情绪，让他不只关注"专座"。妈妈做得非常好，她每次出门就会带上一点儿阿木喜欢的小零食或者小玩具，并提前说明座位的事情，上车后再次说明。当阿木能安坐在座位上时，妈妈就拿出玩具来和他一起玩儿，或者唱阿木喜欢的儿歌，以及模仿小动物的动作和声音。后来，阿木已不再固着座位，可以开心地坐到站，他们母子的亲子关系也大大增进了。

3.勇敢面对的意外收获

阿木的训练进行到一定阶段时，在一次交谈中，我告诉妈妈："目前而言，即使孤独症儿童接受了再好的康复治疗，也无法让他们变得完全和正常儿童一样。这就意味着，无论我们如何努力，总要面对社会大众的异样眼光，这是无法避免的事情。对孤独症孩子的父母而言，这是一件非常痛苦的事情。我们接受了孩子的'与众不同'，更需要坦然告诉大众，我的孩子患有孤独症，他有些问题，所以会有不一样的行为。"

我鼓励妈妈勇敢地去面对周围的人，当司机或者乘客态度不好时，可以坦然地告诉他们："对不起，吵到你们了，非常抱歉。我的孩子患有孤独症，他有些行为上的问题，我正在努力给他进行治疗，现在就是去医院做训练的……"妈妈比较老实，感觉这样去说有些不好意思。我告诉她："阿木有问题不是你的错，周围人因为不理解而责备你，这也不是你的错。作为妈妈，你非常努力，已经做得很好了。你不需要觉得羞愧，需要感到羞愧的是那些误会你的人。所以你要勇敢地告诉大家，让大家能明白。这样既不会让他人误会你，也增加了大众对孤独症的了解，以后才会有更多人理解你、理解阿木、理解像阿木一样的孩子。"

妈妈听到我这么鼓励她，红着眼眶叹息道："要是大家都像王医生这样理解我们就好了，我也谈不上什么好不好，当妈的总是希望孩子好。摊上阿木这样的，我们也希望大家都能理解就好了……"我看妈妈的确不太敢在大众面前说些什么，也没有强求她必须这么做，只是不时地鼓励她，希望她能有勇气去面对他人。

后来的某一天，妈妈非常兴奋地告诉我，在过来的路上，司机又说了一些不客气的话，妈妈按照我说的告诉了司机。司机听后，沉默了很久。当他们快下车时，他转过头来劝慰道："看你的孩子闹腾的，你这当妈的也是蛮不容易，每天带着他出门治疗，真是可怜天下父母心啊！"妈妈没有想到司机会这么说，当时非常感动，眼睛红红的，都不知道说什么好了。有乘客听到了妈妈和司机的交谈，向妈妈询问阿木的情况，她也就及时做了一次关于孤独症知识的普及。车厢里几位乘客唏嘘不已，都在感慨妈妈的艰辛和不易。还有人询问阿木训练的地方是否为专业机构，担心她这个乡镇来的女人被人忽悠了。她一一做了解释，并对国家的有关补助政策进行了宣传说明。下车时，司机和几位乘客都很友好地和阿木说再见。

听了妈妈的诉说，我觉得惊讶又感动，惊讶于她勇敢地向司机和乘客说了阿木的情况，感动于司机和乘客对他们母子友好的反应。我鼓励妈妈："世上还是好人多啊！你看，你今天的解释说明让很多人知道了孤独症，也接受了阿木的某些表现。当你勇敢地说出阿木的情况，大部分人还是很关心、理解的。我也代表其他的孤独症孩子和父母感谢你，你为其他的孤独症孩子做了科普宣传。也许，下一位乘坐这路车的孤独症孩子就不会遇到苛责了，谢谢你！"妈妈非常高兴，感觉之前乘车时遇到的压力一扫而空，更加坚定了信心，表示会勇敢地面对阿木的问题，积极面对大众的眼光，陪伴阿木一直走下去。同时，我能察觉到妈妈似乎也有了一种使命感。我相信以后的她会能更好地向大众普及孤独症知识，让更多人了解孤独症，理解孤独症儿童，为他们营造一个更温暖的社会环境。

于是，阿木固着座位的行为问题在妈妈的努力下，逐步得到改善。更重要的是，妈妈的信心也逐步增强，乘车环境也变得更温暖。阿木能够情绪比较平稳地在车厢前部选择座位，即使没坐到"专座"也不会出现强烈的情绪反应，不高兴的情绪能很快被妈妈安抚下去。几位熟识的司机、乘客看到阿木和妈妈也不再皱眉斥责，会和气地和妈妈打招呼，有时候还会客气地询问阿木几句。每天的出行，已不再是妈妈最头痛、担心的问题了，而是充满了希望的前行之旅。

在阿木行为问题逐步改善的同时，妈妈也有了勇气去面对社会上的不同声音，收到了意想不到的关切和温暖。妈妈的际遇告诉我们：家长只有自己先有勇气面对孩子、面对外界的批评，勇敢地站出来发声，才会有更多的人知道孤独症、关注孤独症，才可能给予孤独症儿童更多的社会理解和支持。

　　虽然联合国大会将每年的4月2日设立为"世界自闭症关注日"，也有越来越多的文艺作品涉及了孤独症，但在社会上，仍然有很多对孤独症的误解和歧视存在。作为孤独症儿童的家长和治疗师，我们应该积极地向周围人普及孤独症相关知识，让社会大众能更多地了解孤独症。对于家长们而言，首先自己要接受孩子的特殊性，努力协助改善、提升孩子的能力，让孩子能更好地适应社会；同时，也要接受部分人难免存在的一些不友好的声音和行为的现实；勇敢地进行说明、表达，让大家能听到这个群体发出的声音，才会有更多人去理解和接受孤独症群体，给予关注和支持，孤独症群体将来才可能有更多的社会资源和更大的发展空间！

四、享受快乐时光

　　孤独症儿童很多都有自己独特的兴趣，就像阿木，他喜欢玩儿小纸片、固着出行路线、固定公车座位。平心而论，他并不是一个能力非常强的孩子，语言能力不太好，认知能力也非常有限。但经过半年的训练，他的刻板行为、狭窄兴趣都有所改善，妈妈和他的感情也更加亲密了。现在，阿木也许不会讲故事，不会做算术题，但他有了自己喜欢的游戏和玩具，可以和弟弟一起玩儿各自的游戏；能在妈妈提前告知下接受生活中的一些小变动；可以和家人一起外出进行各种活动；烦躁、哭闹的情绪也改善了很多，能很快地在安抚下平静下来；能服从指令，配合妈妈的要求，和家人一起起居生活。在阿木的世界里，他获得了很大的进步和成长。

　　阿木在经过一段时间的训练后回家了，我和妈妈一直保持着联系。一次，妈妈发给我几段视频，视频里阿木很开心地和妈妈一起打羽毛球，以及和弟弟在游泳池里玩水嬉戏。妈妈告诉我，他的运动能力提升得很好，现在很喜欢和家人一起打羽毛球。虽然技术不太好，但是他和家人都很享受一起打球的乐趣。此外，他还学会了滑板车等运动项目。阿木和弟弟的关系也很不错，他的认知能力不强，刚好和弟弟的能力差不多，两个人有时候还能一起玩儿一会儿。因为阿木的感觉统合能力也有进步，尤其是触觉能力，以前很多不愿意玩儿的内容，比如游泳，他现在就愿意和弟弟一起下水玩儿了。

看到这些视频，听到妈妈充满骄傲的说明，看到阿木享受着如同所有孩子一样的快乐时光，我也感觉很开心。对于孤独症儿童而言，认知能力的提升并不是唯一的评判标准，每个孤独症孩子都有属于自己的特殊成长方向。阿木非常幸运，在妈妈和家人爱的理解和陪伴下，他不断地进步着、发展着，拥有了属于自己的快乐童年。

7

小小的我，大大的进步

循序渐进，从孩子自身能力出发

低年龄的孤独症儿童，如果能及时接受良好的训练，一般都会取得较大的进步。但他们身上所存在的问题，有时候却可能因为家长的焦虑和急于求成，导致不断反复，甚至停滞不前或退步如初。本章讲述的就是2岁半的贝贝，在已有了较大进步的时候，由于家长急于提高孩子能力而自行干预，忽视了孩子自身的发展能力，最终导致了问题的加重。这提示我们需要对此类情况多加关注。

近年来，越来越多3岁以下的低年龄孤独症儿童来专业机构进行康复训练。看到这些幼小的孩子来训练，似乎是一件令人心酸的事情，却又令我感到欣慰，因为越来越多的家长意识到了早期干预的重要性，这是个非常好的现象。

所谓早期干预，一般是指3岁前开始接受专业的训练。目前大部分的孤独症儿童都是在三四岁后才开始在各种机构进行康复训练。2岁多的孩子，在国内被确诊为孤独症还有些困难。但在我看来，只要是疑似孤独症或是具有孤独症的某些表现、发育水平落后于同龄儿童，就需要及时进行康复治疗，越早开始，预后效果也会越好。

我常对那些追求确诊的家长说，确诊只是个诊断名称，既然来到专业机构寻求帮助，而且孩子的确是有些表现不同于普通孩子，甚至严重落后于正常孩子，那就需要马上开始进行干预。处于成长中的儿童，尽管每天都可能有机会去改善一些问题，但也可能是在重复甚至加重这些问题。因此，我们不能等到确诊后再考虑进行干预。即便不是孤独症儿童，有些孩子也可能存在智能、发育落后的情况，早进行有针对性的干预和指导可以促进他们能力提升，让其能更好地适应未来的学习、生活。如果已经确诊，自然是越早开始康复治疗，就越可能最大限度地改善社交、认知、行为问题，将来进入学校学习、融入社会，以及独立生活和工作的可能性才越大。

一、艰难的开始

1.焦虑的爸爸

因为身体原因，我病休了一段时间。当我再次回到工作岗位的时候，已有好几个孩子在等候通知训练了。在专业的孤独症康复机构，排队等候接受训练的情况会比较常见。以香港最具规模的儿童教育及康复机构——协康会为例，孤独症儿童会在提出申请后1年半左右才能进入机构开始训练。为了保证康复训练的效果，很多训练机构采用的都是一对一的个训，排队等候的情况也就在所难免了。

在与几位家长提前接触、了解相关情况的过程中，我发现贝贝的爸爸表现得尤为焦虑，态度也比较急躁，他希望能马上开始康复治疗。因为每个孩子在进入正式训练前，都要进行能力评估，以及办理一些相关手续。当我告诉贝贝爸爸训练可能会从下一周开始时，他情绪有些激动，表示他们已经排队等了几个月，非常担心孩子的语言问题，希望尽快开始。很明显，贝贝爸爸对排队等候的事情颇有意见。

看到贝贝爸爸如此焦虑，我停下手上的事情，和他聊了起来。我告诉他，贝贝还比较小，只要孩子基础能力不太差，训练的效果一般都会很好，也不急于这一两天。尽管最后我还是答应他看看工作安排，如果可以，会尽量安排在本周稍晚时间开始训练，但激动的贝贝爸爸仍让我不免有些担心：过于焦虑的家长，往往会有比较高的期望值。他们希望尽早看到变化和进步，这对治疗师和孩子而言，都会有一定的压力，也会间接影响康复训练的设置和进程。

2.哭声中的第一次课

贝贝是一个2岁6个月大的男孩，个子瘦小，总是拉着妈妈的手，很喜欢哭，有时候不知道为什么突然就会哭起来，而且会持续很长时间。贝贝是家里的小宝贝。出生后，妈妈就专心在家照顾他，家人也都比较宠溺他。但贝贝的能力发展一直不太好，到了2岁还不会说话，只能发一些单音；运动能力也不太好，走路有点儿摇摆不稳；对周围的事物也缺乏兴趣。他似乎总是在担心害怕什么，显得很胆怯回避，不愿与人接触；总是黏着妈妈，去哪里都必须妈妈陪着；稍有不如意就会大哭，摔打东西。家人认为他只是有小孩脾气，会慢慢好起来。直到在早教机构上课时，他完全无法配合早教课程，没有兴趣参与活动，能力也明显落后，早教老师婉转地建议家长去专业机构看看。家人才意识到严重性，先后到一些大医院就诊，诊断为"智力发育迟缓，孤独症"。

门诊评估的结果显示，他的各项能力得分都在0到1岁左右，尤其是至今还不能有意识地说话，只偶尔发出一些简单的音，这也正是家长最关心的问题。但更突出的是，贝贝的社交能力很差，固着于家庭成员，不喜欢陌生人和陌生环境，也不愿意与其他同龄儿童接触或游戏；情绪也不稳定，常常哭闹。

第一天训练时，我和他打招呼，尝试着带他进入个训室，让他先熟悉一下训练环境。贝贝一看到我就开始大哭，像只小猴子一样，死死地抱着妈妈，眼睛也不看任何人。考虑到贝贝是第一次来，看到陌生的治疗师和新环境，会比较紧张、害怕。我带着贝贝和妈妈来到了地板时光室（在这里孩子可以坐在地上尽情地玩儿各种各样的玩具），或许这样能让他相对放松一些。

我和贝贝妈妈面对面坐在地毯上交谈时，贝贝仍然挂在妈妈身上。我们交流着关于贝贝的一些情况，没人理会他。过了一会儿，贝贝的情绪稍微好了一些，不再号啕大哭，变成了抽抽搭搭。他开始在有限的范围内环顾地板时光室内的玩具，但是只要妈妈稍微动一下，或想要把他放下来，他就开始哭、收紧手臂。贝贝妈妈吃力地抱着他，勾着脖子和我交流。

贝贝妈妈是一位说话温柔、衣着时尚的年轻妈妈。她对贝贝始终和颜悦色，很有耐心。我感觉她的性格特质比较好，交流中也比较能接受一些专业的解释和建议，这让先前贝贝爸爸带给我的担心有所减轻。我告诉她，贝贝很可能会持续哭闹一段时间，至少要有一个月或者更长的适应期后，才能进入正常的训练状态，并希望他们家人能有心理准备。

大约10分钟后，贝贝在我们忽略他的交谈中放松下来，也许是哭累了，他怏怏地趴在妈妈的肩膀上，双臂也松软了下来，但眼睛始终看向其他地方，和我、和妈妈都没有任何的对视。妈妈感觉到了贝贝情绪的缓和，想再次把他放下来。我阻止了妈妈，不建议她打破贝贝暂时感觉安全的状态。又过了几分钟，看到贝贝情绪的确好了些，我推了一辆玩具小车到他视线范围，想引起他的注意。他看到小车后，转过头去不看小车，又开始放声号哭，仿佛有什么可怕的东西闯入了他的世界一般。我把小车留在他的视线范围，人退了出来，继续和妈妈交流。过了一会儿，他的哭声慢慢低了下去，又开始眼神游离，小声抽泣的间隙，偶尔瞟一眼地上的小车，又迅速移开了视线。

第一次训练课，就这样在贝贝不间断的或高或低的哭声中结束了。

3.慢慢适应的准备

在接下来的社交团体课上，贝贝也是持续地哭着。由于之前在个训课上我和妈妈做过一些交流和说明，妈妈表现得还比较镇定。整节课下来，她都按照我之前所说的那样，从背后轻轻搂着贝贝的腰，让他坐在小凳子上，避免他四处跑动。

团体课安排的内容是套杯游戏。贝贝虽然一直在哭，但当其他孩子在做游戏时，他会停止哭泣，好奇地看着杯子的移动。看得出来，他对游戏内容还是比较感兴趣的。我尝试邀请他上前来，他扭过头抱着妈妈再次大哭起来。我示意妈妈抱着他来到桌前，给他示范了游戏的操作方法，并没有要求他做。示范结束后，妈妈抱着他回到了座位，他的哭声小了下去，身体和表情有些放松，也能不时短暂地观看一下游戏中杯子的位置变动。

团体课对孤独症儿童来说是比较困难的，尤其是新加入的孩子。个训课上他们需要应对处理的信息相对较少，课程内容也是老师按照他们的能力、感知特点去安排的。但是当他们进入团体课时，需要处理大量的信息。不同的面孔、嘈杂的声音、明亮的灯光、吵闹的音乐等，这些对孤独症儿童的感知系统来说都是巨大的挑战，增加了完成的难度。

对于新加入团体课的孩子，需要治疗师帮他们逐步适应。从能安坐到遵守基本课堂规则，从关注玩具以及示范游戏，到全程陪伴辅助下部分参与，再到半辅助下参与、自行加入活动，最后到能与其他儿童一起参与活动……其间需要一步步进行，每一步都很重要，不能着急，更需要家长或助理配合治疗师，引导孩子在感觉安全的情况下一步步地适应和接受。大部分孩子在陪伴辅助下都能逐步地适应，但有些孩子需要的时间比较久。我训练过的孩子中有一位就是经过了3个月，才能独立地坐在凳子上参与游戏，在那之前他一直都是坐在妈妈身上。即便如此，通过不懈的努力，他最后也能适应团体环境，独立参与游戏。

第一天的课程结束后，其他治疗师向我询问贝贝的情况，因为几乎半层楼都听到了他的哭声。我笑着解释，孩子年龄比较小，需要一些时间适应，大家和家长一样，也需要做好打持久战的准备。

贝贝爸爸的焦虑也是在孤独症儿童康复治疗中经常会见到的情况。有些孤独症儿童家长非常着急，希望能马上开始训练，希望孩子的众多问题能很快得到解决。家长着急的心情我们可以理解，但每个孩子的情况不同，有些孩子的能力较弱，变化会比较慢，需要慢慢来。如果家长过于焦虑，可能会因为自己的情绪而对孩子或治疗师施压，从而影响训练的效果，反而适得其反。

虽然有些孤独症儿童家长期望孩子的问题能快速得到解决，但是我们无法控制孩子一定按大人们的期望去进行。每个孩子都有自己的节奏，需要逐步去适应康复训练的环境。我们可以做的是慢慢地靠近他、了解他，让他感觉到安全，愿意和治疗师一起互动。当治疗关系建立好了，孩子能接受治疗师和康复训练的环境了，后续才能进行有效的康复训练。否则，再好的训练方法，都无法实施。

二、音乐敲门砖

1.偶然的发现

妈妈看到贝贝在上课时持续哭闹，很是担心。考虑到贝贝在家非常受宠溺，我告诉妈妈，当他对新环境感到不适，以及不能按自己的喜好去获得满足时，就会出现情绪反应，这是很正常的，也是符合他一贯的行为模式的。虽然贝贝还是持续在哭，但是在没有太多负面感觉强加于他的情况下，哭的强度明显有所下降。我觉得他在逐步地适应这里的环境。接下来几天，贝贝也正如预料的那样，哭闹有所减少，情绪比第一天要好了些，他似乎已经适应了地板时光室的环境。当然，前提是没人干扰或要求他做什么，训练室内只有他和妈妈，以及一屋子的玩具。

1周后，抱着贝贝的妈妈试图把他放在地板时光室的地上，他没有排斥，从妈妈身上下来了，但仍有些紧张地拽着妈妈的衣服。妈妈和我像前几日一样交流着他这几天的表现，并不刻意去关注或干扰他。妈妈告诉我，贝贝比较喜欢音乐。我按照她提供的歌单，用手机下载了一些歌曲。少了他人关注的贝贝放松了一些，开始拉妈妈的手走动，妈妈有些不解。我示意妈妈跟随着他，贝贝把妈妈拉到门口，把妈妈的手拉向把手，哼哼唧唧着，想要妈妈帮他打开门。对现在的贝贝而言，他已经确认地板时光室是安全的了，但他也感觉很无聊，不能按自己的方式去玩儿或吃东西。小家伙觉得无趣，想离开了。

我对贝贝说："不可以哦，我们还没有下课，下课后才可以离开。"妈妈也收回手，表示现在不能离开。贝贝看到妈妈没有开门，又开始大哭起来，但程度较前有所降低。我示意妈妈帮他擦去涕泪，但不开门。贝贝见尝试无果，情绪开始变得烦躁起来，一屁股坐到地上，开始拍打地面，哭声也逐渐增大。妈妈习惯性地伸出手去，想要扶他起来，贝贝哭得却更大声了，并在地上翻滚，不断用脚踢着要妈妈哄抱。

地板时光室的地面和墙壁都装有泡沫垫，无论是拍打还是翻滚，贝贝都不会有太大危险。我确定环境是安全的后，要求妈妈先停下来，暂时不去理他。我想起妈妈提到贝贝喜欢音乐，便要她拿出手机来，播放他喜欢的儿歌《小星星》。在地上发脾气的贝贝听到熟悉的旋律，停止了哭闹摔打，侧转过头开始听了起来，接着便站了起来，破涕而笑，开心地跟着音乐摇摆，并来回挥动小手。

我试着要妈妈先将音乐暂停，贝贝发现音乐没有了，有些着急，噜噜噜地跑到妈妈身边，径直拿过手机开始乱按一通。在一旁的妈妈帮助他按下了播放键，音乐继续，他开心地丢开手机，继续自我陶醉地来回摇摆着，完全忘记了想要出去的事情。此时，我不由得心头一喜：音乐很可能是我们突破的一块敲门砖。

2.音乐强化物

我将妈妈的手机拿了过来，停了音乐。贝贝急忙跑过来，紧紧地盯着手机。我拍了拍脚凳（贝贝的个子很小，脚凳的高度正好适合他坐下），对他说道："坐下。"他哪里看什么脚凳，一个劲儿地伸着手，想从我手中抢走手机。我将手机举高，让他够不着，同时把他放在脚凳上坐下。当他在脚凳上坐下时，我马上把手机递给了他："对了，很好。你坐下了哦。"小家伙拿到手机马上就跑到一边，开心地点着手机屏幕。

妈妈有些担心："他好像不懂什么意思？"

"没关系，重复几次，他会明白的。"我肯定地告诉她。对于孤独症儿童，只要他们有需求、有动机，通过不断地重复、尝试，他们能够理解并学习到合适的行为。

我伸手帮他按下播放键，小家伙又开心地手舞足蹈起来。对他来说，只要有音乐，其他的都不重要了，包括正放着音乐的手机。我正好顺势将手机拿了过来。不一会儿，我再次暂停了音乐，他立刻冲了过来要抢手机，我再次拍了拍脚凳："坐下，坐下听音乐哦"，并拉着他坐在凳子上。他在我的辅助下坐了下来，我马上回应他："很好，你坐下了。"接着，我又打开了音乐。贝贝屁股还没坐稳就又站了起来，哼唧着想抢我手里的手机。我模仿他做了一个转手的动作，他立刻高兴了起来，也忘记了要去抢手机，跟着音乐又开始摇摆、转起手来。

像这样进行了几次，我都牢牢掌控着手机，贝贝可以就着我的手去碰触手机屏，但不许他夺走手机，他也没有过分地抗拒，反正只要有喜欢的音乐响起，手机在谁手里他并不介意。在这里，音乐就是贝贝的强化物，作为载体的手机必须由治疗师控制，贝贝才有可能去关注他人的要求或动作。

随着一次次的重复，贝贝也慢慢意识到如果音乐停了，他按我的要求在凳子上坐一会儿，音乐就会再次响起来。于是，他开始能在每次停止音乐时跑过来，在我拍拍凳子后，很自觉地坐上去。当然，他也只是坐上几秒钟，然后就会条件反射般地站起来，等着音乐开始。

妈妈有些惊讶，我向她解释了原理和操作方法，并将手机交给她，让她来练习发指令——"坐下"。妈妈一方面为贝贝能服从指令感到高兴，另一方面又希望他能坐得更久一些。于是，当贝贝坐上几秒后要站起来时，她会把他按在凳子上："等一下，等一下再起来。"在坚持一段时间后妈妈才让贝贝站起来，几次过后，贝贝明显不高兴了，坐在地上哇哇大哭起来。

我向妈妈进行了解释。贝贝的训练才刚开始，需要一些时间重复和强化这个指令，操作时不可急于求成，要在不断地重复中一点点延长时间，直到他能较好地完成这个指令。尽管在音乐的引导下，贝贝有了服从指令的意识，但对于这一类孤独症儿童来说，他们本身的学习动力远比学到多少内容更为重要。如果强迫贝贝坐下，他会感觉到不舒服，会厌恶和抵触这个内容，进而排斥后面的学习。所以，让他在感觉舒适的状态里一点点建立坐下的行为，或许花费的时间会久一些，但最后收获的是自主掌握的能力，而不是强加于他的能力。强迫的教学只能收获厌恶和抵触，有些反而会进一步强化孤独症儿童的自我刺激和攻击性行为，或者让孩子变得消极怠工。这对于将来的学习和发展来说，都是非常不利的。

3.家庭教育的配合

从贝贝的训练表现，我大致能推测出他在家里的情况：有任何需求都会立刻寻求满足，一刻也不愿等待。这与家庭教育模式有关，家人快速地满足或顺从了他的要求，导致他无法忍受短暂的等待。所以要改变这些非一日之功，也需要家庭的理解和配合。

妈妈对我的说法点头称是，说："家人，尤其是老人，只要孩子有什么需求，马上就予以满足。甚至有时候孩子还没提出要求，老人猜测孩子想要什么，会立刻将东西递过去。他们会千方百计地根据孩子的喜好准备好各种物品，以便贝贝情绪不好时随时能哄他开心。"

我向妈妈建议，可以和爸爸商量在家里开一次家庭会议。统一家庭成员的教育方式，以某个成员的方式为标准。比如妈妈会使用康复训练过程中学到的一些干预方法，家里其他人也需要进行学习，和她保持一致；或者当贝贝出现问题时，其他人不干涉，而交由妈妈去处理。

妈妈也表示希望能学到一些切实可用的方法，可以应付贝贝令人头疼不已的各种情绪、行为问题。我对妈妈的配合表示感谢，也表示很愿意一起努力，共同帮助贝贝取得更大的进步。

> 孩子的各种问题，尽管会在康复训练的过程中表现出来，但更多的却是在日常生活中。治疗师需要和家长密切合作，通过教家长理解孩子的各种表现以及学习处理的方法，使家庭教育和机构康复训练保持一致，才能最大限度地让孩子在机构和家里的行为都能得到改善，从而建立稳定、自然的良好行为习惯。

几天后，贝贝在学会了服从"坐下"的指令后，又学会了其他一些基本的指令。妈妈和爸爸非常高兴，感觉受益匪浅，终于不再是一筹莫展了，自己也有底气、有方法去带孩子了，知道如何去应对了。

在教孤独症儿童家长相关知识和技术的同时，也是在给他们鼓励和支持，让家长们更自信、更主动地去实践、去陪伴。而且亲子间越来越多的良性互动也会增加孤独症儿童的安全感和依恋感，提升他们的社交能力，这就是一个美好的正循环。

> 贝贝对音乐的喜欢成为他学习、改变的动力之一。寻找孤独症儿童可能的兴趣点，以引导的方式让儿童能比较主动地进行配合学习，这是康复训练的基本原则之一。康复训练是个长期的过程，孩子充满兴趣地进行尝试、学习，远比强迫之下的"填鸭式"学习维持得更为长久。无论对孤独症儿童还是正常儿童的学习而言，都是如此。

　　无论是孤独症儿童，还是正常儿童，其本身的学习动力远比学到多少内容更为重要。我经常会和家长说，除了某些需要矫正的特殊行为，不要过于强迫孩子进行学习。虽然家长很着急，希望他能快点儿学会某项技能，但是在引导下，让孩子自己主动去做、去学时，所收获到的将不单是技能本身，还有自我掌控的感觉、自信心的提升和独立学习能力的建立，将来才可能保持兴趣，学得更久、学得更好。这对于未来的学习和发展，都是非常重要的。

三、助力催化剂

　　强化物是孤独症康复训练中的重要内容，它就像催化剂一样，可以激发孩子的动力，让孩子更有意愿去跟随学习。对于贝贝而言，寻找多元化的强化物，以及通过强化物的使用来帮助他快速成长是训练的重点之一。

1.套杯游戏

　　当贝贝能够服从指令在凳子上安坐10秒钟左右后，我开始寻找音乐之外的强化物，玩具就是我的考虑之一。由于贝贝年龄较小，许多复杂的玩具无法操作，加上第一次团体课上我发现贝贝对套杯表现出的兴趣，我决定在个训课时，选用套杯进行游戏。

　　考虑贝贝的小肌肉能力较弱，精细动作执行会比较困难。于是，我选用了较大的、方便抓握的套杯。我先示范如何将散在桌上的杯子叠套起来，然后再让他来进行。贝贝颇有兴致地拿起一个杯子试图套到另一个上，但尝试了2次，都没有成功，他有点儿不耐烦了。我握住他的手把杯子套好，马上笑着鼓掌，说："贝贝真棒，套上去了喽！"贝贝似乎很喜欢看我鼓掌的动作，也喜欢看双手快速地对拍，但是他自己无法做到。他曾经拉着妈妈的手要妈妈反复鼓掌，并对此表现出很兴奋。在我鼓掌赞扬了他之后，他兴奋地再次进行了尝试，并顺利地套了上去。我再次鼓掌赞扬了他，他兴趣更大了，开始不断地尝试。就这样，他在我的鼓励以及半辅助下，兴致勃勃地将所有的套杯都套完了。

我向妈妈介绍，当孩子在进行新的内容学习或尝试时，我们要去鼓励他，用他能理解或喜欢的方式表达对他的赞扬。比如，贝贝喜欢看他人鼓掌，我们就在他完成一个项目或动作后及时鼓掌，同时微笑着予以赞扬，让他因自己的成功感到开心。随着我们的不断重复，他也能慢慢理解我们鼓掌的动作、微笑的表情和赞扬的语言所代表的意思。当他能接受这些社会化的表达后，我们就可以在以后的学习中运用这些表达来增强他的学习动机，强化他的学习意愿。

后来，我将杯子散放在桌上，或杯口向下，或杯口向上来增加游戏难度。开始时，贝贝对混乱摆放的杯子很排斥，烦躁地大声喊叫着。经过一段时间的辅助和尝试，以及不断地尝试练习后，贝贝可以灵活切换不同模式：将杯口向下、向上的杯子分开来进行叠套。

于是，简单的套杯随着游戏方式的改变，让贝贝在游戏的过程中，逐渐增强了对他人动作的观察、模仿能力，也表现出更有兴趣去尝试其他玩法。借助玩具，他开始观察世界，与他人进行简单互动，慢慢走出了自己的世界。当他可以熟练地玩儿套杯游戏后，他在团体课上也表现得更积极了。当团体课再次出现套杯游戏时，因为他在个训课已经练习过多次，所以能轻松地完成操作。家长们对他的表现纷纷鼓掌，贝贝看着大家鼓掌也很开心，慢慢愿意参与到游戏中来。套杯顺利地取代音乐成为他的第二个强化物，并帮助他逐渐地适应了团体课的环境。

经过不断的尝试，一段时间后，除了大套杯，贝贝已经可以玩儿套圈圈、拼雪花片、敲小鼓等多种游戏了。这些游戏也成为除音乐之外新的强化物，为贝贝日后的个训课程打下了基础。

2. 新的强化物

在地板时光室的学前训练阶段过后，贝贝安坐、服从指令的能力得到了提升，我们开始准备进入个训室训练。根据贝贝的能力评估结果显示，他的能力发展年龄在6个月左右。为此，我和妈妈进行了沟通。在训练内容上，妈妈的焦虑和爸爸相似，她担心贝贝的语言能力，希望能否立即开始专项的语言训练。我对妈妈进行了解释：语言的发展并不是开口发音就可以说话的，还需具备一定的模仿、理解和认知能力。我建议妈妈安下心来，循序渐进地进行训练。在和妈妈交流之后，我们确定了贝贝首先进行模仿的学习。

模仿是儿童各项技能学习的基础能力。缺乏模仿能力的孩子，基本上认知、语言能力都很差，而且很难有大的进步。在地板时光室的互动学习中，贝贝其实已经在进行相关内容的学习了。在玩儿套杯等各种玩具时，他从一开始的漠不关心，到比较关注感兴趣的内容，进而到能跟随我去做，就是在进行模仿学习。

游戏玩具是模仿的媒介。当孩子对某个玩具感兴趣，能跟随你去玩儿时，说明他已经在关注并模仿他人的行为，并在游戏中通过实践逐渐得到强化。当然，前提是玩具或游戏的方式足够吸引人，能引起孩子的兴趣，这些就需要治疗师有足够的经验和较强的观察力。

我们首先进行的是动作模仿。经过前期测试，我按学习计划先做了一个动作，然后让贝贝模仿着做。这个动作看起来没有那么有趣，贝贝兴趣缺乏，不太愿意做，勉强地动了动手。于是，我拿出了法宝——动物小饼干。一般来说，孤独症儿童在学习新内容时需要较强的强化物，最常用的就是食物，其次是玩具或游戏。我并不太喜欢用食物，因为食物不能引发更多的学习，仅仅局限于生理上的满足。不像玩具，可以通过不同的玩法引导孩子学习观察、模仿、等待、交替等各种能力。但是，面对新技能的学习，一开始我还是会使用食物，因为大部分孩子会对食物很感兴趣。

我向妈妈说明了使用强化物的注意事项，并从她提供的满满一大盒饼干里拿出几片掰成了小块。妈妈有些心疼："这么小一块，他得吃到什么时候？"为了更好地让食物起到强化作用，又不能让孩子进食太多出现饱足感从而失去兴趣，治疗师一般会建议家长提供小块固体零食，比如饼干、葡萄干、软糖等。如果是大片的或需要长时间咀嚼的食物，可以剪成小片或掰成小块，比如鱼片、牛肉干、彩虹糖等。总之，强化物要选用或者制作成方便进食，又不会占去很多时间，且易于保存的食物。此外，无论是哪种强化物，必须是孩子最喜欢的，只有这样才能最大限度地发挥它的强化作用。

为了消除妈妈的疑惑，我做了个对比示范。当贝贝完成一个指令后，我将一整块饼干喂到他嘴里。他开心地咀嚼起来，5秒、10秒……贝贝的咀嚼能力不是太好，基本是先用唾液浸湿饼干，再一点点抿碎咽下去。于是，贝贝用了快1分钟才吃完一块饼干，在他进食期间我们是无法进行任何学习或游戏的。等他再次完成我的指令后，我喂给他一小块饼干，他用了十几秒就吃完了，然后望向零食盒，期待下一次的奖励。在接下来的几分钟内，我们很快就完成了数次听从指令练习，他也获得了好几次奖励，并感到非常满足。最后，妈妈主动拿过了零食盒，将稍大的饼干块掰得更小，并取出部分饼干带回了家。

3."模仿达人"的诞生

贝贝的动作模仿训练，是从他最喜欢的拍手开始的。在我进行示范，以及要求他这样做后，他很快就完成了这一熟悉动作，并获得了一块饼干奖励。几次后，他明白做好了就可以得到饼干，于是开始认真地看我的动作，不再是快快的表情。

在饼干奖励的作用下，贝贝学会了举手的动作。尽管他的年龄较小，大肌肉力量弱，以致动作完成得不是很标准，但他已经能有意识地去做这个动作了。每当他主动去模仿时，我都非常愉快地给他奖励，微笑并称赞他："你真棒，你在做哦！"但是在一旁的妈妈觉得他完成得并不是太好。我告诉她："开始时都是如此，动机永远比结果重要。在目前阶段，我们的目标已经达到了：他能主动有意识地跟随着做，这就表明他在观察我，同时记住并按照记忆模仿了该动作。他已经完成得很不错了，但是受自身肌肉、运动能力的影响，暂时只能做到这样。慢慢来，多给他鼓励，尤其是学习新内容时，他会做得越来越好。"

接着，我们又练习了新动作——拍肚子。贝贝很专注地观察着我的动作，努力地模仿着，很快他就学会了。我给了他奖励，吃着小饼干的他开心地摇摆着身体。

慢慢地，随着重复练习和经验的积累，加上强化物的使用，贝贝能非常好地模仿成年人的大动作了，从摸头到拍手、挥手、举手、叉腰、合掌……当他的模仿能力不断进步时，也能更好地关注周围的人了。贝贝的爸爸妈妈也感觉到了他的变化：过去他很少看向父母，也很少去回应父母，现在他能观察到父母的行为，并在他们叫他时给予更多的回应。这反映出贝贝开始能有意识地关注外在的环境和他人。

在贝贝掌握了基本的大动作模仿后，食物作为强化物的使用次数就逐渐减少，只在新项目学习时才会使用。在大部分训练内容中，我使用了新玩具和社交互动游戏作为新的强化物。对此，贝贝并没有特别的不适应，还是充满了兴趣，每节个训课都是兴致勃勃的。

团体课上的他，变化也越来越大，从刚进入团体课时的哭闹抵触，变得越来越积极主动。每次，当我问："哪个小朋友想上来做游戏啊？"他总是最先举起手来。给大家做示范时，他会聚精会神地盯着我的动作，开心地笑着，并不时跟随着模仿动作。其他家长们也都发现了他的变化，对他大加赞赏。贝贝的爸爸妈妈也感觉到他的情绪稳定了很多，与父母的互动增多，且能更好地关注和理解父母的语言了。

之后，我们又开始小肌肉动作的模仿学习——使用物品。随着训练内容不断推进，他的模仿能力越来越强，专注力和关注他人的能力也在不断提高，成了我们这里有名的"模仿达人"，每个带他上过课的老师都称赞其专注力不错，服从指令好，他的进步令大家都感到惊喜。

强化物的使用是孤独症康复训练中非常重要的内容，它就像实验中的催化剂一样重要，可以调动孩子的积极性，让他们能很好地跟随治疗师一起学习、训练。无论是治疗师还是家长，都必须学会选择和使用强化物。就像贝贝，他通过小零食、音乐、套杯游戏，慢慢能顺利地接受康复训练，参与了更多的学习和活动内容，取得了很大进步。

训练方案

如何选择和使用强化物呢？强化物包括食物、玩具、游戏……只要是孩子感兴趣的，都可以作为强化物来使用。刚进入康复训练的孩子，可以优先考虑将食物作为强化物。选择几种孩子比较感兴趣的食物让其选择，他最先选择的就是最强效力的强化物，其次为次之。使用强化物时，对于新内容或比较困难的内容就选用最强的强化物，其他项目则使用一般的强化物。当孩子的能力逐步提升后，可以将食物更换为玩具或游戏。最后，当孩子的能力比较强时，可以使用鼓励、赞扬等非物质的强化物。

四、急于求成的父母

1.贝贝的爆发

经过1个多月，贝贝不仅度过了适应期，而且发生了惊人的变化，这的确有些出乎我的意料。我对他的进步感到很开心，但也冷静地告诉贝贝的爸爸妈妈，这个时候千万不能急于求成，一定要戒骄戒躁，踏踏实实地一步步来。有可能贝贝会出现反复，请他们做好心理准备。

然而，爸爸妈妈对贝贝的进步感到高兴的同时，对他的语言能力没有明显的改变表现得更加着急。虽然贝贝可以安坐，并能专注地进行学习了，但他们始终觉得贝贝还是没能开口说话，担心耽搁了贝贝的语言发展，就私下在离这里比较远的某个训练机构安排了单独的语言训练课程。贝贝每天下午的感觉统合训练课上到一半就急匆匆地赶去其他机构进行专门的语言训练。

我再次提醒了贝贝的父母，感觉统合训练对他而言非常重要，每天1小时的训练本就强度不大，现在为了赶到其他地方上课，无疑又减少了一半的训练时间。他的感觉统合能力得不到改善，认知水平没有得到提升，语言发展也会受到影响。另外，贝贝还有很多情绪行为问题，这些也和他的感知觉能力有关，需要足够强度的感觉统合训练。如果感觉统合训练时间不足，他的一些情绪行为问题很可能会再次出现。还有，对贝贝而言，他年龄比较小，每天长距离地来回奔波，身体很可能会承受不了。贝贝的父母对我的提醒表示了理解，但他们很焦虑，觉得语言训练非去不可，是目前贝贝最重要的训练内容。

果然，贝贝在这样来回几天后病倒了，请了好几天的假。病好后的贝贝情绪不是太好，专注力也有所下降，情绪有时会显露烦躁。我再次建议父母暂停去其他机构，等他状态好些再去，也再次强调了感觉统合训练的重要性。贝贝父母也在交流中同意了我的观点，我不清楚他们有没有继续去，只知道那段时间贝贝的感觉统合训练课基本上还是会提前离开。再加上贝贝身体一直不好，咳嗽、鼻塞、流鼻涕等现象一直存在，以至于他的情绪非常不稳，经常发脾气、哭闹。到最后，贝贝干脆请假不上感觉统合训练课了，但每天的个训课还是坚持过来。

终于，在某天上课时，贝贝因为无法按自己的想法将玩具拼起来，突然发起脾气，将玩具摔了出去，并将桌子上所有的物品推到了地上。我请他将地上散落的玩具捡回玩具筐，他更大声地哭闹，坐到地上踢、打、发脾气，拒绝做任何事情。妈妈不知道该怎样应对，想去拉他起来。贝贝挣开她的手，哭得更厉害，后来干脆躺到地上号啕大哭。

我请妈妈暂时离开了个训室，协助贝贝处理好了情绪。妈妈在门外听到没有了哭声，轻轻走了进来。我向她点点头，示意已经安抚好了贝贝，可以继续学习了。

2. 解释与现实

课程结束后，我和妈妈进行了一次沟通。我询问了有关感觉统合训练和语言培训的事情。除了在机构的感觉统合训练，我还给他安排了一些在家的感觉统合训练内容。妈妈在我的询问之下有些不好意思地解释，因为近期贝贝身体不佳，所以在家没有进行感觉统合训练。贝贝在其他机构的语言训练还在进行，只不过在时间上调整了一下，这边的感觉统合训练课还是会提前15～20分钟离开。我又询问了贝贝在其他机构语言培训的情况，妈妈有些含糊其词，表示上课时老师不让家长进去，所以她也不知道进行了哪些训练，只知道为了让他发音，他们会压迫贝贝的腹部，这让贝贝很是抵触，经常哭闹得很厉害。

大部分的儿童语言训练采用的方法大同小异，很多机构对孤独症儿童的语言训练，与脑瘫儿童的语言训练是一样的。但是，孤独症儿童的问题在于缺乏社交能力，需要从跟随老师对视、模仿、理解、认知等训练开始，而不是一味地让他练习发音。孤独症儿童并不存在构音器官方面的问题，他们缺乏的是交流意愿和社交技能。相反，存在听觉与语言障碍的人，比如聋哑人，他们虽然无法开口发音，但完全可以通过眼神、动作甚至手机与人交流。很多孤独症儿童的家长只关注孩子的语言，甚至只关注发音，并将发音和开口说话、语言表达等同起来。即便使用一些技巧和方法让孩子能开口发音，但孩子看到什么都叫"妈妈"，或者无法理解他人的言语，只能鹦鹉学舌一样地重复，这些都不能称为会说话，因为这些都不具备语言交流的功能。

贝贝的感知系统不佳，对外界的刺激比较敏感，情绪上也难以平复稳定，微小的变化或挫折就可以激起巨大的情绪反应。两个机构的辗转学习令他倍感疲惫，加上并不愉快的学习体验，使他愈加感到疲倦与痛苦。由于贝贝缺乏表达情绪的能力，痛苦的积压终于在某个时间突然爆发，表现为最原始的哭闹摔打。

妈妈听了我的话，面露难色，说："可是已经交费了，也不能中途停止。"我表示能够理解妈妈的想法，但不表示贝贝也能理解，也不代表他的身体和心理能接受。对于家长的想法，我只能婉转地表示，类似的情况贝贝可能还会出现，请妈妈关注一下。

3.问题的逐渐加重

不出所料，贝贝那一周的情绪非常糟糕，甚至有一天完全抵触任何内容的学习，只愿意玩儿音乐大串珠，对于治疗师和家长的指令完全不听，团体课上只是四处跑动或哭闹不止。

妈妈和爸爸终于忍受不了了。当初贝贝最让他们头疼的问题之一就是情绪和行为问题，本以为经过前段时间的训练，情绪稳定了很多，没想到又再次出现了这样的情况。贝贝闹得厉害时，会在地上打滚，甚至用头去撞地面，这让爸爸妈妈非常紧张、害怕。有时候，爸爸妈妈只能顺着他，想办法用他喜欢的食物或玩具哄他；但有时这样也没能起到作用，忍无可忍的爸爸妈妈就会发脾气，甚至打骂，但也收效甚微。

通过观察，我发现贝贝情绪出现剧烈波动的主要情况有几种：当他在学习中遇到困难时，或无法达成自己的愿望时，他就会烦躁、焦虑，进而出现攻击性的行为，如摔东西或打人；在身体不舒服的情况下，他的专注力明显下降，更缺乏耐心，这让他难以跟随学习，失败的次数也会明显增多，进而让他对学习产生抵触；最让人担心的是他开始出现一些刻板行为模式，他反复地重复已经学习过的内容，不愿意尝试和接受新的学习项目，并且在玩儿玩具时不再轮流互动，经常不管他人，坚持要求按照自己的模式来玩儿，如果不按他的模式进行，就会大吵大闹，进而摔东西，拒绝游戏或学习。

就这些情况而言，贝贝的训练遇到了很大的困难，情绪和行为成为阻碍他学习新内容，以及与他人互动的障碍。我和妈妈一起分析了目前的情况，并指出了出现这些问题的原因。第一，教学方式的不一致，导致贝贝情绪不稳。在我们这里的训练多为符合他兴趣的内容，通过游戏和感兴趣的东西引导他进行各种学习，帮助他建立良好的行为习惯；而其他机构的老师采用的是强迫硬塞的训练方式，导致他对学习产生了厌恶和抵触情绪。所以在稍微遇到挫折时就会激发出巨大的愤怒情绪。第二，他近期身体一直不好。当他呼吸困难、咳嗽喘气时，让他难以集中注意力，也难以手眼配合协调地进行操作，尝试中的不断失败让他愤怒不已，进而拒绝学习。第三，由于不断的失败，让他对新的学习内容产生畏难抵触，只愿进行简单的已经掌握的内容，避免受到挫折。第四，父母对于他的情绪爆发，没有稳定一致的处理方式，时而诱哄，时而发脾气。这让贝贝的情绪更加不稳，他不知道爸爸妈妈什么时候会发脾气，什么时候会哄他，处于一种持续焦虑的状态之中。

我以贝贝前面的学习过程为例进行了说明。我们做了很多铺垫工作，才让他能情绪比较稳定地从地板时光室进入到个训室。现在让贝贝在两家机构，接受不同老师的不同教学方法，这对贝贝来说是巨大的挑战。本来孤独症儿童对于环境的变化就有很多恐惧情绪，现在要贝贝一下子接受，实在是太困难了。在贝贝看来，世界变得不可预测，一会儿是这样的，一会儿是那样的，完全无法理解和接受。他只能依靠一些刻板行为，来维持他觉得熟悉的感觉和模式，获得一些安全感。当他在剧烈变化中依靠那一点点刻板不足以适应或感到安全时，他只能以最原始的情感爆发来表达愤怒和害怕。

最后，我建议贝贝父母暂时选择在一个机构进行训练，等贝贝适应了某一种教学方式，能力再好些，建立相对稳定、良好的学习、行为习惯后，再考虑更换机构或老师。另外，要让贝贝的身体尽快康复起来，加强感觉统合训练，感知系统能力的提升，也可以辅助情绪行为更加稳定。

4. 水到渠成

经过商量，贝贝爸爸妈妈选择暂时只在我们这里进行训练，暂停了另一机构的有关课程。他们给贝贝请了一周的假，让他在家好好调理身体。不久后，贝贝恢复了健康，继续进行相关课程的学习和训练。

在感觉统合方面，由于保证了训练的强度，通过一段时间的感觉统合训练，他的运动能力有所提升，过去无法做的一些项目也逐渐能独立完成。

对于贝贝的情绪问题，我向贝贝父母说明了家长情绪稳定的重要性，并提供了一些方法，请他们进行练习，配合说明了如何对贝贝进行不良情绪、行为的矫正。此后，父母保持了一致的教育方式，在贝贝发脾气时尽量保持克制，不打骂，也不满足其不合理的要求。又过了一段时间，贝贝的情绪稳定了很多，发脾气的频率也明显降低了。

在学习上，贝贝又逐步恢复了积极关注、愿意模仿的表现，能和我一起进行学习，也逐渐接受了新的学习内容，在认知方面有了很大提高。在后续短短一个月时间内就理解、掌握了近百个常见名词。团体课上他的认知、理解能力的进步赢得了老师和其他家长的赞誉，爸爸妈妈也感受到了贝贝的不断进步。

在语言能力方面，随着他理解能力的增强，我们开始学习语言的模仿，跟随模仿各种口型、模仿基本的发音和各种动物的叫声……贝贝爸爸妈妈最关心的就是他的语言，看到他能越来越多地模仿发音高兴不已。在我的建议下，他们用本子记录了贝贝能发出的单音或单词，每隔几天，贝贝就会脱口而出一些新词来。随着单词量的不断增加，爸爸妈妈也越来越安心、越来越有信心。语言对于贝贝来说，就是一步一步水到渠成的事情。

贝贝虽然慢慢恢复了状态，大部分的情绪、行为问题都消除了，但他在这个过程中似乎形成了某种刻板行为：进行任何操作时，他都会保留一个物品在手中，把玩该物品很久后才依依不舍地将手中的物品进行操作，有时会重复拿放好几次。比如搭积木，他会保留一块圆形的积木，一边搭积木一边反复把玩翻看该积木。当所有积木搭砌完后，他才会把手中的最后一块积木放在其他积木上，有时候刚放上去，又马上拿下来，再摸摸看看，又放回去，重复几次才算结束。

其实贝贝父母的良苦用心完全可以理解。有时候，大人们会比较着急，希望孩子能进步得更快，做得更好，发展出更多的能力。但在以自己的想法去安排时，很可能会忽视孩子的承受能力，没有考虑到孩子身心发展的规律。就像贝贝，为他强行增加训练课，减少感觉统合训练课，并没有让他的能力提升很快，反而出现了情绪的不稳和行为方面的新问题。

训练方案

有些父母比较关注孩子的康复训练效果，经常会要求增加课时或加大训练强度。但我们要知道，并不是课程上得越多，训练强度越大，效果就越好。我们需要根据孩子的实际能力、年龄水平和身体状况，合理地安排课程。低年龄段的孤独症儿童，他们和正常儿童一样，需要有充足的游戏、放松的时间。短时间内让孩子进行高强度、不一致的训练，孩子很可能身心无法承受，因疲倦产生厌烦心理，或者出现情绪烦躁，反而造成学习进展缓慢，甚至出现拒绝、抵触的情况。

五、点滴进步会迎来大大提高

经过几个月的学习训练，贝贝小小的年龄，却取得了大大的进步：他能服从指令，愿意跟随模仿学习，专注力也不错；在语言方面，他开始不断发出新的语音和单词；在认知方面，他掌握了基本的常见名词，能辨识颜色、形状；在运动方面，他的大肌肉运动进步巨大，大肌肉训练项目基本能独立完成；在情绪方面，他在大部分时间情绪稳定，偶尔发发脾气，也能在父母有技巧的处理下很快平静下来；在社交方面，他能关注周围的人，能等待一定时间，能和他人轮流游戏；在团体课上，他能遵守课堂规则，不四处乱跑，积极举手参与。与此同时，贝贝的父母也掌握了基本的康复训练的知识和技能，尤其是面对贝贝的情绪、行为问题，妈妈不再手足无措，而是能比较自信地去应对处理。

唯一有些遗憾的，是他新出现的刻板行为，这可能对今后的学习产生一定的影响。结束时我也向贝贝父母建议，可以与新的治疗师多沟通交流，希望能逐步改善刻板行为，帮助他更好地发展。

一般来说，如果孤独症儿童开始训练的年龄比较小，基础能力不错，不存在能力退行的情况，大部分孩子都能在接受正规、科学的康复训练后取得明显的进步。在进行康复训练时，家长需要保持稳定的情绪，切忌急功近利，盲修瞎练，需要多和治疗师沟通，了解孩子的发展状况，选择适合孩子能力的训练项目，一步步脚踏实地进行训练。有时候，慢慢地推进才是最稳定、高效的方法！

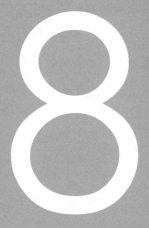

第八章

难以背上的小书包

努力奔向我们所向往的
学校生活

很多学龄期的孤独症儿童，在进入普通学校就读时，或多或少存在各种问题。他们中的很多人从幼年起就开始接受康复训练，在认知、社交以及行为等方面都有了一些进步，但要顺利地适应普通学校的学习生活，却并不容易。在本章中，小石头在学校的艰难情况，让我们认识到，孤独症儿童的康复之路是一个长期的过程，有些孩子上学后可能还需要部分的辅助训练。

一、艰辛的求学之路

在孤独症儿童中，有部分基础能力较好的孩子，经过早期干预和学习后，是可以去上学并完成学业的。但令人遗憾的是，在治疗师看来能力还不错，可以尝试进入幼儿园、普通小学就读的孤独症儿童，他们的求学之路并不顺利，可谓异常艰辛。

许多幼儿园或小学拒收孤独症儿童，尽管他们的能力和普通孩子差别不大，也没有什么危险行为，但似乎一贴上"孤独症"的标签，大部分的学校都会拒收。学校的考虑大家也能够理解，担心孤独症孩子会影响到其他同学的学习，甚至可能会伤害到同校师生。即使某些学校同意孤独症儿童入学，有些学生家长也会反对，并因此向老师、学校领导甚至教育主管部门施压，要求拒收这些特殊儿童。此外，一些学校老师觉得，孤独症儿童的进入，会加重教学负担，需要花费更多的精力来关注或管理这些孩子，实在是一件"不划算"的事情。

当今，很多欧美国家在大力推行融合教育。让特殊儿童、部分轻度残疾的儿童在正常学校就读，因为这样可以让这些特殊的孩子接受同等教育，将来也可以更好地融入社会，从而减少家庭、社会的负担。同时，这样的安排也让正常孩子能够接近特殊的孩子，认识和理解他们，培养孩子的爱心和责任感，长大后也就能以开放、包容的态度面对与众不同的他人。在国内，个别经济发展比较好的城市，残联和教育系统也在鼓励提倡融合教育。部分普通学校会接收能力不错的孤独症儿童就读，并安排特殊教育老师陪同指导，希望这些孩子也能被纳入正常孩子的群体，享受和同龄孩子一样接受教育、进行学习、游戏的权利。

但在现实中，"融合"之路进行得并不容易。大部分适龄且能力尚可的孤独症儿童很难进入正常幼儿园、小学，而是辗转于康复训练机构和特殊学校之间。特殊学校能接收的人数有限，教学内容也并不适合所有孤独症儿童。能力不错的孩子尚且如此，那些能力稍差的孤独症儿童求学之路希望就更加渺茫了，他们中的大多数都只能在家里待着，长期与社会脱离，这样的环境不仅不利于孤独症儿童的成长，还会给家庭带来沉重的负担。我们经常会听到那些到了学龄期却无法入学儿童的家长们感慨："想让孩子背上小书包上学可真是难啊！"

对于能力不错，考虑进入小学的孤独症孩子，就像本篇的小石头这样的孩子，虽然前路困难重重，但作为治疗师来说，还是要努力帮助他们做好各方面的准备，让他们能有更多的入学机会，并且能更好地适应正常学校的学习生活。

训练方案

目前，国际上孤独症儿童康复训练的发展趋势就是融合教育——让孤独症儿童进入正常学校就读。之所以提出融合教育，是因为调查研究发现，进入普通学校就读的孤独症儿童，即使能力稍有不足，他们也能从中获益不少。在充满正常语言、社交互动的环境里，加上特殊教育教师的辅助，他们比在训练机构能更多地接触正常语言环境，有更多的机会学习语言的理解和表达。而大量的社交环境让他们保持和社会一定的接触，不至于完全脱离现实生活；这对于将来他们适应社会、融入社会有很大的帮助；也避免了长期封闭式地宅在家或宅在机构训练，导致将来无法出门，只能终生在家，加重了家庭和社会的压力。所以，只要是综合能力不错，没有明显冲动、攻击行为的孩子，我们都会建议父母考虑安排孩子进入普通学校就读，就像"优秀生"小石头一样。

二、背上书包去学校

1.交了白卷的小石头

小石头是一位基础能力还不错的小男孩，他从3岁多被诊断为孤独症后就开始进行康复训练，经过2年的学习训练，他的认知、语言能力基本达到了小学一年级的水平。在快6岁时，小石头已经认识100多个汉字，能进行20以内的数字加减运算，以及能使用简单的语言和周围人进行交流。大家都觉得他的能力不错，应该能很好地适应小学阶段的学习。小石头的妈妈开始四处托人找关系，费尽心力地将他安排到了一所普通小学。尽管小石头在康复机构的各方面能力表现不错，也实现从康复机构到背上书包去上学，但小石头在进入小学后还是困难重重。

首先是上课听讲的问题。康复训练机构的训练是以治疗师和孩子一对一的个训课为主，孩子会受到治疗师的全程关注，治疗师会引导着孩子的注意力，配合着他的学习能力。而进入到学校，需要孩子自觉地跟随老师，老师是不可能专门关注或提醒小石头，所以他在老师讲课时经常走神，到最后干脆课也不听了。

其次是遵守规则的问题。训练机构会在一节课中穿插短暂的游戏或休息，集中学习的时间并不太长。但普通小学的一节课40分钟，全程都是学习内容，课间才能游戏和休息。小石头感觉非常疲倦或无聊，难以坚持到下课。有时候他想上厕所了，就自己一个人站起来离开教室；或者在感到无聊时离开座位，在教室里走动，甚至到操场上闲逛。

再就是关于做作业的问题。结束一天的学习回到家后，妈妈问他今天的作业是什么，小石头往往是一头雾水。等妈妈四处找同学家长询问到作业内容后，小石头又是一副"与我无关"的表情，让妈妈感到无可奈何。好不容易开始写作业了，字写得歪歪扭扭，速度慢得像蜗牛，在妈妈几次要求重写或催促后，小石头就再也不肯写下去了。小石头写作业时，妈妈必须坐在一边，一个字一个字地进行督促。一份简简单单的作业，小石头磨磨蹭蹭，玩玩写写，往往到半夜才能完成。妈妈告诉我，小石头有几次写到了晚上12点。因为睡眠减少，第二天上课经常会趴在桌上睡觉。

到了学期考试的时候，妈妈非常紧张，陪着小石头复习了很久。到了考试当天，看着发下来的卷子，小石头有些莫名其妙，监考老师指着姓名处要他写上自己的名字，他写好后就坐在座位上发起呆来。考试结束时，他一个字都没有写。妈妈看着空白的卷子，不禁扶额叹息："上个学、考个试真是不容易啊！"

为了应付作业与考试，妈妈取消了小石头大部分与学习无关的活动，不让他到小区的活动场去玩儿自己喜欢的滑板车，也不让他去上喜欢的绘画课了。妈妈也花费了大量时间辅导、督促他完成作业，帮助他复习考试，但收效甚微。小石头甚至更厌恶上学，每天无精打采的，做作业更是拖拖拉拉、敷衍、抵触。妈妈的耐心也被一天天地消磨着，有时候实在忍不住了会去训斥、拍打小石头，但也没有多少改变。

妈妈感觉心力交瘁，不知道该怎么办。她回来向我们询问原因和解决方法。小石头刚开始的一两期康复训练是由我负责的，我对他的情况有些了解。当妈妈回来向我求助时，我有些吃惊，因为小石头算是我们这里的"优秀生"，他各方面的能力都不错，众多家长都以小石头为楷模激励自己和孩子去努力呢！

2.回归训练

妈妈的讲述，让我大致了解了小石头现在的困境。对于小石头而言，他擅长的学习模式是视觉学习而并非听觉学习。而普通学校的教学模式要求他要有意识地集中注意力去听老师讲课，并理解、记住老师所说的内容，这对小石头而言是巨大的挑战。这也正是他上课经常走神的原因。当老师布置作业时，小石头根本没有注意听，即使听到了一点儿内容，也是听到后面忘记了前面。此外，他也没有意识到老师说的这些内容是需要自己记下来并在课后完成的。

小石头之所以不能很好地完成作业，有两个原因：第一是小肌肉能力不足。当小石头书写时，他握笔的小肌肉精细动作能力不足，会感到写字非常困难、费力，所以就不想写，或者拖延、敷衍。第二是独立学习能力不足。小石头习惯了有人在旁边督促自己学习，在训练机构是一对一的治疗师，在家里是妈妈，他很难独立地进行自主学习和完成作业。

不遵守课堂纪律的问题则是因为小石头缺乏对新环境的认知和对某些规则的学习。在训练机构的规则相对而言比较宽松，而普通小学的要求会更高，需要遵守的规则也更多，这些都需要进行学习和适应。小石头对于学习环境的改变非常不适应，他不懂得在这个学习环境中需要遵守哪些规则，所以会按自己的需求离开座位去上厕所，或者累了就休息闲逛。

学期考试对他来说也是如此。考试的模式是全新的，小石头从来没有接触过，他完全不理解这是要做什么，所以他会左顾右盼，并感到非常新奇，完全不明白这张纸和自己有什么关系。只有在监考老师清晰、简明的指令下，他才能完成指令——书写自己的名字。但是面对整张试卷，没人发出指令，告诉他要做什么，他既不理解，也不知道要干什么，所以最后交了白卷。

此外，因为学习的原因，妈妈取消了他的休闲和游戏时间，每天督促小石头学到很晚才休息，这些让他感觉疲惫不堪。没有了游戏、休闲，生活里只剩下学习，小石头只会对去学校和做作业感到更加厌恶。在妈妈的强制和督促下，他只能采用"磨洋工"的方式应付，尽量减少学习的内容。

我建议小石头的妈妈做一些调整，适当为他安排一些游戏时间，又考虑到他在社交、学习能力上的不足，可以让小石头抽出一些时间回到训练机构，学习一些有针对性的内容，帮助他提升和学校学习相关的能力，具备一定的适应能力后再回到学校，这样可以让他更好地适应小学的学习生活。

妈妈考虑一段时间后，觉得以小石头目前的情况，按正常孩子一样要求的确有些困难，她决定让小石头半天在学校上课，半天进行康复训练。这样的安排一方面让小石头不脱离正常的学习生活，可以学习如何适应集体环境，比如学习怎样遵守学校的各项规则；另一方面在机构继续进行训练，提升各方面的基础能力，以便更好地适应小学的学习、生活。妈妈向校长说明了小石头的情况，非常幸运的是，校长同意了她的请求。妈妈还申请了特殊名额，小石头的考试成绩不计入学校的成绩之列，这样减轻了小石头的学习、考试压力，可以让他更好地适应学校的学习、生活模式。

不久后，小石头再次开始了他的康复训练之旅，我也再次成为他的个训治疗师。在开始训练前，我和妈妈经过沟通交流，根据他在学校和家里的表现，制订了四个方向的训练内容：学习遵守课堂纪律，有意识地控制自己的行为，在允许范围内应对出现的状况；专项训练小肌肉能力，提升握笔书写的能力；集中进行听力训练，提升听觉注意力，让小石头能抓住重点词语，理解记忆对方语言的核心内容；培养独立学习的能力，借助视觉提醒，自觉独立地完成学习任务。

即使是能力不错的孤独症儿童，进入普通学校后想要适应也不是件轻松的事情，会遇到各种各样的新问题。普通学校的教学模式和训练机构差别很大，需要对孤独症儿童进行特别的指导、训练，才能让他理解和明白在什么样的环境里应该做什么、怎么做，有哪些行为是可以或不可以的。

训练方案

虽然经过康复机构的长期训练，部分孤独症儿童的认知、语言能力有了很大的提高，甚至与同龄儿童相差无几，但是进入普通学校后仍然会出现各种各样的困难和不适应。首先是上课的模式改变了。从治疗师关注度很高的跟随学习模式变成了需要儿童主动听课、自主学习的模式。其次是理解和遵守学校的各项规则纪律。相对康复训练机构，普通学校有更严格的纪律要求，有些普通儿童入学可能还需要适应一段时间，对孤独症儿童来说要理解和记住所有的规则且不违反，更是不容易。还有完成作业的方式，训练机构里在治疗师辅助下进行练习和在学校要求独立完成作业不同，后者要求儿童有比较好的自控能力和独立能力。再有和老师、同学互动的问题。如何和他人进行沟通交流；对他人某些言行的不理解和困惑，如何进行回应；等等都是难题。除此之外，还有突发情况，每日的固定流程出现了变动，往往会令孤独症儿童措手不及，不知该如何应对……

三、报告老师

1.我要去厕所

每个学龄期儿童在遵守课堂纪律上的问题不尽相同，也没有特定的方法来解决，而是要因人而异，要根据该儿童的行为问题和特点来进行有针对性的处理。比如小石头，他平时都挺乖巧的，很少有攻击性的行为。他一般都是自己忙自己的，对周围的人或事基本上不闻不问，很少去干扰别人。小石头在学校的问题如果表现在生活中，只会让人感到他有点儿孤僻。但当小石头在课堂上我行我素时，势必会影响课堂纪律，干扰到课堂上的其他同学。对此，我向妈妈说明，我们要处理的是小石头在课堂上出现的行为问题，而其他不影响上学的问题，暂时先不管。

首先，我提前向小石头说明：在上课时如果他想去厕所，要举手示意，等老师点他的名字后，再站起来对老师说"老师，我想上厕所"；老师同意后，就可以离开教室去厕所。在我的集体课上，通常也会要求孩子在离开教室时必须报告一声，如果自己无法开口说，可以由家长辅助他们举手表达；在我听完理由点头同意后，孩子才能和家长一起离开教室。在小石头回归训练后的那一段时间，每次上集体课前，我或者妈妈都会提醒他，并将相关步骤重复说明一次，让他熟悉整个报告流程。

与此同时，为减少上课时突然要上厕所的情况，我请妈妈尽量在课间休息时带他去厕所。妈妈非常配合，通常会在第一节课前去一次厕所，上完两节课后，再带小石头去一次厕所。由于上厕所的时间相对固定，且每次课间休息时妈妈会对他进行提醒，小石头也逐渐习惯了在课间去厕所。

小石头在课堂上随意离开座位去厕所的问题很快就得到了解决。在妈妈的提醒下，他在上课时间去厕所的次数大为减少，偶尔有一两次例外，他也能举手示意。虽然他的语言表达还不是很多，在多次练习后，已可以小声地说出"报告王老师，我要去厕所"，看到我点头后，他飞一般地跑出教室，上完厕所后又飞一般地跑回来。

2.我要控制我自己

小石头在上课时随意下座位走动的问题，在很多学龄期孤独症儿童中都存在。对于大部分孤独症儿童来说，他们不能理解何为规则，也不理解破坏规则会有什么后果。其中一些孩子在经过长时间的专业训练后，是可以做到遵守课堂规则的。但一些行为问题突出的孤独症儿童，或者合并有注意缺陷多动障碍的儿童，那就不是简单的训练可以改变的。他们需要应用行为分析师的介入，并进行相关行为矫正，某些孩子严重的多动、冲动行为则需要借助药物的帮助来进行控制。

幸运的是，小石头不属于严重的类型，他在几年的康复训练后，能遵守课堂的基本规则，如不随便下座位、四处走动等。但进入普通小学后，学校环境与训练机构有很多不同：上课时间从过去的30分钟延长到了40分钟，上课期间没有游戏时间；老师不会随时关注他，更不会告诉他要做什么；周围小朋友的丰富表情，如挤眉弄眼、做些小动作，加大了干扰。对此，小石头感到困惑，也不能理解，会感到有些无趣；加上很难跟上老师的进度，听到后句忘了前句，不一会儿就没了耐心。他会觉得时间好久啊，什么时候下课呢，等得好无聊啊！于是，除了和自己玩儿，就只有四下走动逛逛看看了。

根据小石头的情况，为了让他适应新的环境，我在教学上作出了一些调整：把上课的时间增加到40分钟，让小石头慢慢接受、习惯于一节课40分钟的时长。另外，上课时使用电子钟，每次上课时引导他看看钟，并告诉他："几点开始上课，到几点下课；下课后，你就可以离开教室，自由地闲逛，玩儿喜欢的玩具、游戏了。"因为小石头比较喜欢数字，电子钟上的数字能清晰地提示，让他感觉舒服而安全。在学校上课时也可以使用电子钟，提供视觉的辅助，让他能清楚地知道上课、下课的时间。同时，以图片、照片的形式向小石头介绍在机构的课程安排、活动流程，以此类推地向他说明在学校上课的课程安排、活动流程。经过多次练习，小石头明白了在学校上课是怎么回事，也理解了在学校上课和在机构训练一样，必须遵守规则，在下课前是不能离开座位的。就这样不断地练习着，一段时间后，虽然他还是有些无聊，会做小动作，玩儿自己的小东西，但是至少他能控制住自己，不离开座位，很少会上课时离开教室了。

每个孤独症儿童在学校课堂上的表现都不尽相同，每个人出现的问题也不同，没有固定的一种方法可以解决，需要因人而异，根据该儿童出现问题的原因和特点进行不同的处理。

训练方案

在普通学校就读的孤独症儿童，有时在学校里的表现不尽如人意，但是每个孩子出现的问题可能都有所不同，需要依据问题寻找具体的原因，进行相应的处理。比如小石头在课堂上自行离开座位，是因为他想去厕所或觉得无聊。对此，我们提出了固定如厕的时间，避免出现上课时要上厕所的情况，在有需求时举手报告；同时，对课堂规则进行解释说明，让小石头了解在学校上课的课程安排、活动流程，能够遵守基本的规则，安坐在自己位子上不影响他人，直到下课。这些建议也是建立在我们对小石头认知能力、性格、行为特点了解的基础之上。如果是其他孤独症儿童，则会考虑其他的更适合的方法。

四、请叫我"迷宫大师"

1.注意力的训练

重新和小石头一起工作后，我明显感觉他疲沓了不少，失去了学习的兴趣，注意力也很容易分散。过去那个喜欢学习、每天高高兴兴来上课的小男孩，似乎变成了漫不经心、拖拖拉拉的另外一个人。这让我不禁感慨：普通学校的学习环境和在机构的训练环境真的是有很大的差别啊！孩子要想适应这个环境也真是不容易啊！

如果为了按时完成作业和应对考试，而去限制孩子的社交、游戏活动，牺牲了他的兴趣爱好，即使是正常的孩子，也会觉得无味、厌烦。长此以往，孩子不仅会厌恶学习、抵触上学，还可能会觉得生活枯燥无趣，心情压抑烦躁，导致更严重的后果。

对于小石头而言，我的目标是提升他的学习兴趣和动力，至少要做到不排斥学习。训练中，通过共同玩儿一些有趣的游戏，我重新和他建立了关系。加上个训课的内容加入了很多游戏成分，难度不是很大，往往都是他力所能及的，小石头学习起来比较轻松愉快，还收获了不少赞扬和肯定，这也让他厌恶学习的态度有所缓解，逐渐愿意和我一起进行各项学习。

除了学习动力，注意力训练也是小石头基本的训练内容之一。我使用秒表和舒尔特方格①来进行初期的注意力训练。当他完成得很好，中途又没走神时给予奖励和赞扬。集中注意力的练习时间从最开始的几秒钟逐步提升到十几秒、一分钟之后，我逐步加大难度，增加了方格数量，也就相应地需要他保持更长时间的专注。再后来，我们一起进行比赛，让他练习

---

① 一种简单、有效锻炼注意力的训练方法。有一个方块由25个方格组成，格子内任意排列1～25的共25个数字，快速地按1～25的顺序依次点出其位置。在寻找目标数字的过程中，需要注意力高度集中。通过该方法的反复练习，可以提升大脑集中注意力的功能。

在有人声干扰时仍然能集中注意力进行学习。

因为小石头喜欢画画，他的强化物就不再是小零食、玩具之类的，而是图画本。当他能集中注意力完成一项学习内容，我会奖励他画上几分钟的画。当他的集中注意力时间逐步延长后，我换用了更复杂的游戏，比如走迷宫、点连线等内容，让他保持较长时间的握笔书写、画画，直到专注地完成任务。当他比较烦躁，不愿意动笔时，我会握着他的手辅助完成第一笔，然后再要求他继续，自行完成剩余的部分。其实，在进行这些注意力游戏的同时，也练习了他握笔书写的能力。

2.小肌肉的锻炼

为了锻炼小石头的小肌肉能力，我提高了感觉统合训练项目的数量和强度。但小肌肉能力的提高并不是单纯的感觉统合练习就能解决的，必须要融入到日常生活中去，比如吃饭时使用筷子、拧开瓶盖、打开盒盖、撕开小袋塑料包装纸等。

在之前带领小石头的训练过程中，我也专门让小石头练习过使用筷子，他做得还不错。但这次回来再训练，我发现他使用筷子的能力有所退步。妈妈不好意思地告诉我：小石头拿筷子的动作不太灵活，使用筷子吃饭时比较慢。家里老人担心他一餐饭会吃很久，饭菜凉了吃下去会生病，就让他还是用勺子吃饭。当小石头习惯用方便的勺子后，就再也不愿意使用筷子了。如果家人坚持要他用筷子，他会丢掉筷子而直接用手抓饭菜吃。我建议妈妈可以先让小石头使用辅助筷，辅助筷上有指环，方便手指套上去使用。等小石头能自如地使用辅助筷后，再慢慢地让他使用普通筷子，逐渐增加使用次数，直到他能完全自主地使用普通筷子。

妈妈又告诉我，他现在对零食的兴趣不大。对于锻炼小肌肉的开零食盒的训练，如果他尝试几次打不开后，就会主动放弃吃里面的零食。对此，我决定从小石头现在最喜欢的画画入手。我请妈妈将各种不同颜色的水彩笔分别放在透明的盒子或者有按扣、拉链的袋子里，在训练中奖励他画画时，让他自己去打开盒子或者从封闭的袋子里取出自己想要的水彩笔。这样，小石头既可以按自己的兴趣去画画，又能愉快地锻炼了手指小肌肉。

同时，我推荐了几个锻炼小肌肉的亲子游戏给妈妈，请母子俩共同游戏。妈妈的参与，也会让小石头不再觉得妈妈只关心自己的学习，并且在练习小肌肉的同时，也能在互动中增加小石头的语言表达，增进亲子感情。

3. 从描画到迷宫游戏

相对于使用筷子和开盒盖，书写也是训练、协调小肌肉能力不错的方式。尽管小石头有在学校的学习经历，但他在书写时哆哆嗦嗦，笔下的线条歪歪扭扭，往往写上几笔就不愿意继续，将笔拿在手里玩儿上半天。

考虑到他喜欢画画，我准备了各种颜色的水彩笔供他练习。我将一个个数字或文字用虚线描成中空字，让他用笔尖较粗的水彩笔进行描画。这和枯燥的写字相比，显得相对有意思了些，小石头对此兴致颇高，能够一口气描画两张纸的数字或文字。当小石头能熟练描画后，我将水彩笔换作笔尖较细的型号，再后来是更细的水彩笔，最后换为普通的铅笔。小石头也从描画虚线中空字，逐步变为摹写较大的浅色文字，直至最后在普通的作业本上按标准的文字进行临摹书写。随着一步步的练习，小石头逐步接受了使用铅笔写字，虽然积极性还是不高，但也能做到写好一排字后再玩儿一会儿。

随着小石头学习兴趣和动力的提升，加上小肌肉能力的锻炼，他的握笔和书写情况逐步改善，过去写得歪歪扭扭的字明显变工整了，但有时还是会超出田字格。为此，我选择了走迷宫游戏来对其进行手眼协调、精细动作的练习。随着他控笔能力的提升，迷宫复杂程度逐步增加：从宽敞的几笔就能完成的简单迷宫，到稍微复杂的迷宫，再到密密麻麻的整页迷宫。完成的标准也在不断提升：从简单的用笔画线走出迷宫，到画出的线路不能超出迷宫通道，最后严格地要求线路必须在迷宫通道中间，不能触碰通道两壁。小石头的精细动作通过练习不断提高，同时他的专注力也在一天天提升。到训练后期，他基本可以集中注意力一次画完一整页的复杂迷宫，触碰迷宫通道两壁的次数不超过3次。

迷宫游戏成为小石头新的兴趣爱好之一。每当他小心翼翼地寻找路线，完成一幅复杂的迷宫任务并得到老师赞扬后，他会表现得十分满足和得意，高兴地拿着迷宫摇晃着脑袋，那种神情似乎在骄傲地欣赏着自己完成的某项大工程一般。每当看着他充满成就感的样子，我也觉得很开心，脑海中浮现出一幅小石头骄傲地仰着头说"请叫我'迷宫大师'！"的画面。"迷宫大师"小石头在游戏和练习中不断进步，他不再那么抵触、排斥书写数字和汉字了，握笔和书写的能力大有提升，这个问题终于得到改善了！

握笔书写是小学常规的学习内容，但有些儿童因为自身的情况会对写字产生抵触情绪。比如小石头，他的小肌肉能力薄弱，运笔、控笔的能力也就不太好，再加上手眼协调的问题，完成控制笔在格子内合适的位置进行书写这一过程很困难……所以，写字对于小石头而言，并不是一项轻松的任务。不只是孤独症儿童，部分正常儿童也可能存在和小石头一样的书写问题，需要进行相应的训练，以提升小肌肉、手眼协调、空间视觉等能力。

训练方案

握笔书写能力比较差的儿童，需要先对其能力、心理状态进行评估，了解是何原因，再"对症下药"地进行干预。大部分情况是和儿童的小肌肉能力、手眼协调能力等密切相关。此外，也与儿童的心理状态有一定关联。我们可以进行小肌肉的专项训练，以增强小肌肉的能力；还可以针对手眼协调的问题进行相关训练，提升手眼协调能力。对于心理状态，部分孩子抵触书写的同时也抵触其他的学习项目，这提示孩子可能存在厌学的情绪。我们需要根据孩子的具体表现进行分析，如果是学习任务过多，需要适当减少部分学习任务；如果是觉得压力太大，没有游戏时间，需要适当增加休闲、放松的时间……

五、我在说什么

1.有几只小熊

小学的学习模式与幼儿园和康复机构不同，不再是参与性的游戏为主，而是以主动性的间接学习为主，这就需要儿童能聆听老师的讲课，进行学习并掌握新的知识和技能。在这个过程中，专注的注意力，良好的听觉记忆、理解能力，都是非常重要的。

小石头擅长的学习方式以视觉为主，对于卡片上的图画和文字，他看过几次后就能记住，但是对于听觉的学习，如果没有实物、图片的辅助，他很难理解和记忆所听到的内容。当小石头可以较好地配合我，以及能集中注意力学习后，我们开始了听觉的练习。考虑到小石头的兴趣，我决定借助他比较容易接受的图画来进行简单的问答练习。

我将一张图画放在小石头面前，要他看看，然后开始向他提问："这是什么？"

小石头沉默不语，眼睛扫视着图画。

我等了一会儿，再问："这是什么小动物？"同时用手指着图画中的一只小熊。

　　小石头仍然不出声。我又指了指小熊，问："这是什么小动物？"接着我自己作答："小熊，这是小熊。"并接着问小石头："这是什么？"

　　"小熊。"小石头小声地和我说。

　　"很好，你说对了。这是小熊。"我马上给了他赞扬和奖励。

　　就这样，在我的辅助下，他可以接着我的话说出答案了。反复几次之后，我的提示逐步撤销，给部分提示或者完全不再提示，他也能熟练地作答了。当我换指其他的小动物时，他也能说出正确答案。我又结合其他不同的卡片对他进行了多次练习，对于"这是什么"这样一个只需用一个名词回答的简单问句练习，小石头已基本上理解和掌握了。小石头不是很喜欢开口说话，这个问题表现在他即使懂了也可能不会回答。为此，我的首要目标是吸引他的听觉注意力，让他有兴趣、有意愿跟随学习，答案的安排尽量简短，几个字就好。

　　小石头的数学能力比较好，在点数和加减运算方面表现得都还不错，当他能自如地回答出"小熊"后，我开始在提问中加入数量——"有几只小熊？"对于这个提问，小石头需要集中注意力去聆听，理解问题里面"几只"和"小熊"2个不同要素，并且记忆下来，然后去图画上找寻答案。在问完问题后，我带着小石头一起点数了一遍图画中的小熊，并回答："1、2、3，有3只小熊。"

　　我继续重复刚才的问题，提问时特意在"几只"和"小熊"上加了重音，让小石头可以更好地进行关注。在我的提示下，经过几次练习后，他知道了该如何去回答这个问题。当他能回答"有几只小熊"后，我开始问类似的问题——"有几只小猫？""有几张桌子？""有几本书？"小石头基本都能回答出数量来。但他的量词学习得不太好，多数名词还只能使用单位"个"回答。由于训练主要针对的是听力，其他方面的内容，我并没有做太多要求。但一旁的妈妈却很不满，觉得小石头完全可以说得更好，如"3只小猫""2块饼干""4本书"。对此，我告诉妈妈，学习的动力和兴趣远比多说几个字更重要，只要他愿意学习和开口，暂时少说几个量词又如何呢？目前是以问答的训练为主，稍后可以再进行量词的专门学习。

2.听懂不再难

经过几天的训练，即使我不做重音提示，小石头也能听懂并正确回答问题。于是，我们开始进行更复杂的练习，比如"有几只穿着红衣服的小熊？""桌子上筐子里放的什么？""树下的女孩拿着什么？"这时的问题开始涉及3个要素，增加了空间的元素，这对小石头的要求就更高了。面对这些复杂的问题，他有时可以回答正确，有时会漏掉其中的一两个因素。

为了让小石头注意倾听以及记忆我的问题，提问后我会要求他复述："小石头，我刚才说的是什么？请你说一次。"如果他不愿意开口，我就会说出一半，请他接着说另一半，尤其是关键因素的部分，尽量让他补充完整。让人惊喜的是，他开口的时间渐渐多了一些，有时候甚至可以完整地复述整个问题。通过复述问题，更好地提升了他的注意力和记忆力，也帮助他理解了我的问题，那么找到答案就不再是困难的事情了。

一天天的练习，使得小石头的专注力越来越好。针对我的每次提问，他都能在图画上找到问题的答案。接着，我在提问中加入了一些描述性的语句，如"有一位穿着蓝裙子的女孩，她正在喝果汁，这个女孩在哪里？"小石头也能听懂并复述，再从图画上找出女孩。小石头的进步和变化是令人惊喜的，在和熟人接触时，他能更好地接收对方表达的信息，并能很好地理解和回应。

对于小石头的变化，我和他的妈妈都非常欣慰，对他日后再次进入学校学习有了更大的信心。接着，我慢慢撤掉了图画，改以口述为主、文字为辅的训练方式。小石头拿着写有文字的纸，我口述文字的内容，每说出一句，就让他找到对应的文字。开始时，纸上的文字只有两三行，内容也会尽量简单，关键是要让小石头习惯没有图画的提示，通过我的语言，结合阅读文字，逐渐适应普通学校的教学模式。

　　但不可否认，无论怎样训练都不能等同学校里的课堂学习。我和妈妈进行了沟通，建议她可以陪读一段时间，协助他习惯普通学校的环境，也能发现小石头的一些具体问题，并及时向我们反馈，再根据他的情况及时开展相关训练。

　　针对上课听讲的练习，有不同的训练模式，而且听觉训练的方法众多，大家可以根据每个孩子的具体情况进行考虑。关键是要考虑孩子的能力区间，尤其是孩子擅长的领域、方法，选择适合孩子的方式进行教学，才会让孩子在保持良好兴趣的前提下有所发展、提升。比如，考虑到小石头的主动性较差，但服从指令较好，加上他对图画感兴趣，为此我选择的是比较容易引起他的注意力、操作性比较强的看图问答训练，后续再慢慢过渡到无图的口述听课练习。

训练方案

　　小学阶段的教学学习模式，需要儿童集中注意力、认真去听老师的讲课、注意看老师的板书，同时跟随进行思考，理解老师所讲的内容。这与训练机构的接受指令、按要求进行的学习模式差别很大，对孤独症儿童来说是一个很大的挑战。孤独症儿童多以视觉学习为主，听觉学习会比较薄弱，往往会听到后面忘了前面讲的，或者看板书时就没有听到老师的讲课。为了适应普通学校的学习，他们需要循序渐进地进行特别的训练。每个孩子的能力水平不同，学习特点也不同，需要根据孩子的情况制订适宜的训练项目，逐步推进。总体来说，需要从孩子比较熟悉的学习方式入手，逐步过渡到接近普通学校的教学方式。

六、我的桌子，我的学习

1.结构化教学小组

在再次接手小石头的个训时，我就向妈妈推荐了结构化教学的个人工作系统。

> 大部分孤独症儿童更擅长视觉学习，结构化教学就是根据这一特点，利用各种视觉提示让孤独症儿童能理解和应对各种社会环境，以及能够独立进行学习的一种教学方法。对于孤独症儿童而言，可以从一开始就进行结构化教学，也可以在经过几年专业的康复训练后再开启，从而培养孩子利用视觉系统独立进行学习的能力。

就小石头而言，他在接受数年ABA①训练后，各方面的能力都还不错，也成功进入普通学校就读。但他很难独立完成学习任务，非常依赖他人的辅助。他的情况就非常适用于结构化教学，尤其是其中很重要的个人工作系统的学习这一方面。通过个人工作系统的训练，可以让他逐渐学会使用自然环境中的视觉提示完成各项学习任务，而不是依靠他人的提醒。

妈妈接受了我的建议，同意进入结构化教学小组。小组的大部分孩子都和小石头情况类似，他们大多接受了几年的康复训练，也有了很大的进步，具备了一定的认知、语言能力，有些甚至已经在普通学校就读。但这些孩子大部分都无法独立学习，习惯了由家长或治疗师提出具体要求，他

---

① 应用行为分析法（Applied Behavior Analysis）。ABA训练法来自美国，是将目标任务按照一定方式和顺序分解成一系列较小或相对独立的步骤，然后采用适当的强化方法，按照任务顺序逐步进行每一步骤的训练，直到儿童掌握所有步骤，最终能独立完成任务，并且在其他场合能够应用其所学到的知识、技能。它以操作制约的原理和方法为核心，按儿童的学习目标，设计教学情境和选择有影响力的强化物，并以儿童自发的反应行为，建立新的适应行为，消除或改善因孤独症症状而导致的不当行为。

们才能根据指令一项项地进行。这在学校的教学中显然是不太可能的，老师不可能全程关注某一个孩子，更不可能每进行一项教学任务，都要向其专门说明和发出指令。结构化教学为他们制作了各种卡片，让他们根据视觉提示进行学习，并最终独立地完成各项学习任务。

小石头刚进入结构化学习时，对一切都感到很新奇。结构化教室里有众多的视觉提示：地面的排队脚印贴纸、墙上的每日学习打卡区、桌上的个人学习提示卡等。小石头需要慢慢地学会用眼睛去观察、学习，然后根据提供的这些信息自主地进行学习。

对于刚进入结构化教学的孩子，结构化治疗师会从个训治疗师那里了解他的各项能力范围，再设计专属的视觉提示卡，并安排各项学习内容和制作学习工作盘。幸运的是，我既是小石头的个训治疗师，又是他的结构化治疗师，因此对小石头的能力情况比较了解，所以这些工作进行起来相对比较方便。

2.新的开始

在个训课教学中，我已经有意识地使用了一些视觉提示卡，比如小石头会根据门上的标志进入个训室，以及上课前要找到自己的照片进行打卡等，对于这部分类似的操作，他已经比较熟悉了。但在刚进入结构化教室时，由于和个训室的环境差异很大，他对一切都感到很新奇，并没有意识到里面的东西和自己有什么关系，只是四下闲逛，眼睛四处观察。

结构化教学的重点是在视觉提示下独立进行学习，治疗师的辅助要减到最少。在小石头的结构化教学里，我会尽量避免大量的语言提示，最多会配合一些手势。于是，我用手指向贴有他照片的桌子，另一只手拉着他走了过去。在他认清照片后，我指指凳子，示意他坐下。接着，我引导他观察照片旁的学习任务栏，并从左到右地说明了一遍："正方形、圆形、三角形、菱形……"（顺序、形状的认知他在之前教学中已经掌握）并辅助他拿起正方形图标，来到工作区找到最上面一格贴着正方形图标的架子。架子里放有贴着相同正方形图标的工作盘。我用手指来回指示，要他将手里的正方形图标贴在对应的区域，然后示意他拿着工作盘回到座位，并请他根据工作盘的提示来完成学习任务。

根据小石头的个训学习进度，在结构化教学中我安排的第一项学习任务是描写汉语拼音。工作盘上的任务说明图示为：拿水彩笔，取下笔帽，握笔沿着虚线描写汉语拼音，完成后将纸放回盘内，套好笔帽后，将笔放回固定的位置。后面还有几项任务也是小石头需要练习的项目，分别是：剪几何图形、寻找相同的汉字，以及将卡片进行分类等。

结构化教学设计的学习任务一般都是孩子们已经掌握的知识或技能，难度都是他们可以接受的；其关键不在于学习新的知识或技能，而在于锻炼他们的独立学习能力，能在无人帮助的情况下，自己根据视觉提示独立地完成每项学习任务，并逐渐泛化运用到生活中去。

在稍做说明并带着小石头熟悉了流程后，我就不再开口，只是安静地坐在角落里关注他。但当我不再提醒或辅助后，小石头明显有些不太适应，经常做一会儿就停下来，左顾右盼地看看周围的小朋友。每当他停下来时，我会轻轻地走过去，点点流程提示卡，让他继续进行。在这个过程中，我基本不会开口。如果他还是不愿做，我会握着他的手短暂地进行辅助后，再让他自己继续进行。

3.依赖的小石头

每次的结构化课程，家长是不允许进入教室的，目的是为了避免他们因为忍不住而去提醒或辅助。但会通过拍照、视频的形式，将每次上课孩子的表现反馈给家长，让他们了解相关情况。

妈妈向我反馈，小石头在结构化课程的表现和在家里时如出一辙，做一会儿，玩儿一会儿，还经常走神，即使没有任何玩具也可以玩儿自己的手指玩儿上半天。我非常理解妈妈的担心，小石头并不是没有能力，而是不愿意去做或学。我请妈妈给小石头一些空间和时间，并建议她可以去了解我们正在进行的结构化教学模式，为小石头创造良好的视觉学习环境，减少辅助和唠叨，培养他的独立学习能力。

一段时间后，小石头有了一些细微的变化。从进入教室到开始学习前的流程他都能独自完成，但当他取回工作盘坐下来后，就处于一种比较懒散的状态。他会前后摇晃着小椅子，手里拿着学具，就是不进行学习。如果我没有及时出现对他进行提醒或辅助，他会主动来找我，到我面前也不说话，一直盯着我看，好像在抱怨："王老师怎么还不过来帮我呢？"我将他带回到桌前，对他稍做一下辅助，他便开始学习了。小石头存在着明显的依赖心理，形成了一种固定的学习模式，即必须由他人提醒或辅助后，才能自己开始学习。这和他在家时的情况是一致的。如果我不去辅助，故意装作视而不见，他会一直摇晃椅子，什么都不做。

小石头的依赖让我感到非常头疼。一方面他比以前能更好地关注周围人，也懂得主动寻求妈妈以外的其他人的帮助，这是让人欣慰的事；但另一方面，这样的模式并不能帮助他独立进行学习，而是形成了新的依赖模式，也不利于他将来在普通学校就读。该如何提升他的独立能力呢？

4.有效的调整

我和几位治疗师讨论了一下小石头的情况，大家都觉得小石头还是有进步的。和之前相比，他要求辅助的程度和次数都有所下降。过去是全程辅助，现在只要求一两次；过去可能要加上语言来解释说明，现在只用手势提醒就可以了。大体上而言，他是可以根据视觉卡片来进行学习的。我们也发现，对于喜欢的学习内容，他可以在不需要任何提示下就完成得又快又好；但对于他兴趣不大的，或者比较厌烦的内容，就会比较懒散，等待着我的辅助。于是，我决定调整他的学习内容，将他喜欢的与不喜欢的项目穿插起来进行，让他不会因为太过厌烦而终止学习。

小石头喜欢五颜六色、漂亮的东西，我便将夹彩色玻璃珠作为第一项学习内容，而将他最讨厌的汉字摹写放在最后一项。果然，小石头拿到第一个工作盘后，没有要求任何的辅助，自己很快就按要求夹完了玻璃珠。完成后还不愿放回去，看着一颗颗流光溢彩的玻璃珠开心不已。这时，我走上前去，指了指学习任务栏，他明白了我的意思，开始了下一项的学习。第二项任务是走迷宫，也是小石头喜欢的游戏内容之一，他没有任何停顿地完成了。第三项是卡片分类。我准备了新的彩色卡片，他对此充满了好奇，在我不多的提醒下进行了分类。最后是摹写汉字，这是他最不喜欢的项目，但由于我做了数量上的调整，从过去要求写一行减少为只摹写三个字，让他感觉比较轻松。我只提醒了一次，他也慢腾腾地写完了。全部学习任务完成后，他得到了自己喜欢的零食和玩具，一个人在一旁边吃边玩儿。

我继续按他的兴趣爱好调整学习内容，每次课上的学习任务，至少有两项是小石头喜欢，且不需要任何辅助就能够自己完成的。对于他不喜欢的项目，我也从数量和难易程度上做了调整，以他不会过度厌烦，且能独立完成为前提来进行安排。当小石头适应后再逐步地增加数量和难度，让他始终保持兴趣地独立学习。与此同时，我也请小石头的妈妈对他每天在家的学习内容进行了相应调整。

一段时间后，妈妈向我反馈他的独立性比以前好多了，比较简单的学习内容，他都能自己独立完成，比较难的或他不喜欢的项目还是需要妈妈的部分辅助，但完成速度比之前也快了不少。

结构化教学是在视觉提示下进行的学习活动，让孤独症儿童通过训练能逐步学会在自然情景下借助周围的视觉提示来理解和应对环境，从而独立自主地学习。小石头的认知能力是不错的，但是他缺乏独立学习的能力，经常会依赖妈妈或治疗师；没有他人的指令或说明、提醒，他难以理解学习任务，也无法独立完成，这让他在普通学校的学习受到了不小的影响。通过结构化教学，他逐步学会了利用视觉提示去理解和完成学习任务，对他人的依赖也有所减少。

训练方案

结构化教学是针对孤独症儿童效果非常好的一种教学方法。如果条件允许，家长可以尝试让孩子参加此类课程，也可以学习相关知识，在家里建立一种结构化的生活模式，帮助孩子建立清晰有序、独立自主的生活状态。结构化教学所安排的学习内容是孩子已经掌握的知识或技能，利用实物、图片、文字等不同难度的视觉提示方法，让孩子能在没有指令、他人辅助的情况下，理解当前的学习任务，独立地进行操作学习，并逐渐将这种能力泛化运用到生活中去，最终达到能在生活中自然地根据环境中的视觉提示理解、适应、应对环境，自主地进行各项活动。

七、做好长期训练的准备

小石头的训练大概进行了半年。大约一年后，小石头的妈妈在网上联系了我，她高兴地告诉我，小石头在她陪读了一段时间后，比以前要乖多了；尽管在上课时还是会经常走神，但他已经很少下座位走动了，他学会了课间去厕所，偶尔没来得及，在上课时也会举手示意；关于做作业，小石头明白了这是自己要做的事情，虽然字迹还是不太工整，但每天回到家后都会独立地去做，这也让妈妈感到非常欣慰。在我看来，他独立能力的提升，受益于结构化教学所提倡的自主学习模式。

尽管已有一段时间没再见到他，但看到妈妈发来的文字，我真心为小石头感到高兴，也希望小石头能适应得越来越好，和同龄人一样享受校园生活！

在中国，适龄的孤独症儿童要进入普通学校就读非常不容易，不时有些新闻报道孤独症儿童就读普通学校时受到排斥，学校拒绝接收，家长联名要求儿童离开的事情。虽然这些适龄的孤独症儿童大部分已经经过了长期的康复训练，但他们毕竟和正常儿童还是有些区别，在语言、社交、行为上都有一些自己的特点，难免会显得与众不同，让周围的家长和老师顾虑重重。

孤独症儿童去普通学校就读是一条漫漫长路。如果孩子的基础能力比较好，开始训练的年龄比较小，训练效果也不错，家长们需要做好长远打算，在康复训练的后期有意识培养孩子的团体规则意识、独立学习能力。当孩子进入学校时，可以先半天上学、半天训练，等孩子能逐步适应学校生活后，再慢慢地"撤"出来，让孩子独立地全天上学。从成长的长远角度看，也从融合教育的经验看，在专业老师的技术支持、指导下，进入普通学校就读能带给孤独症儿童更多的发展和机会。所以，我们鼓励所有能力不错的孤独症儿童背上书包，上学去！

微笑天使

一则高功能孤独症儿童训练案例

孤独症的临床表现有很多，主要集中在社会交往障碍、交流障碍、兴趣狭窄及刻板重复的行为方式上。但社会上大多数人对其症状的印象可能都集中于语言能力这一点上，以至于很多孩子进入学校学习后才被察觉出有问题，进而被诊断为孤独症。本章所介绍的案例就是一位已经7岁的女孩，因入学后无法适应小学的学习才被发现和确诊为孤独症，需要进行针对性的康复训练。

3~6岁是儿童大脑快速发展的时期，也是孤独症治疗的黄金期，大部分孤独症儿童会在这个时期得到确诊并开始接受训练。所以专业的孤独症康复训练机构都会建议家长尽早带孩子诊断和治疗，一旦发现孩子有问题，哪怕暂时无法确诊，只要存在部分孤独症症状，或者发育水平上有明显的滞后，都应该立即开始进行康复治疗。

在我们这里接受训练的儿童大多也在3~6岁这个年龄段，但有时候也会遇到一些年龄比较大的孩子，甚至是学龄期的孩子。这些孩子之所以很晚才进行康复干预，有一些是因为本身孤独症症状的表现不是很典型，只有部分症状而难以被确诊。家人存在侥幸心理，觉得孩子的问题会随着年龄的增长而自行改善，因而延误了治疗。还有一些是能力还不错的高功能孤独症或阿斯伯格综合征，往往因学习成绩尚可而被忽视，或仅仅认为是某方面能力稍差。此外，有些家长即使发现孩子有问题，也不愿去医院就诊，他们无法接受比较严重的诊断结果，从而回避去医院进行诊断，直到拖到不能再拖时才去寻求帮助。这类家长即使孩子被确诊为孤独症，也不愿接受这个结果，不愿告诉周围任何人，偷偷带孩子辗转于各种非专业机构，延误了治疗的黄金期。

一、孤独中成长

在我曾经接待的孩子中，有一位叫婷婷的女孩。她来进行训练时已经7岁了，上小学二年级。从小父母不在身边，她由爷爷奶奶照顾抚养，居住在外省某个小城市。婷婷在发育方面没有太大的问题，只是走路、说话要比其他儿童稍晚一些，但能力上没有明显的落后。上幼儿园时，尽管喜欢随意下座位走动，她却并不吵闹他人，只是有时不听老师的指令。婷婷总是笑嘻嘻的，即使受到老师批评也是如此。此外，她和小朋友的相处并不太好，常常一个人玩儿。爷爷奶奶认为，孩子的学习能力还不错，能认识很多的汉字，和家人的交流也没问题，只是比较活泼好动，有些坐不住。婷婷比较爱笑，对谁都是微笑，非常讨人喜欢，这就更不会让人觉得她有什么问题。爷爷奶奶更是认为，婷婷是家里的独生孙女，没有人陪着玩儿，这才导致她不善于和其他小朋友交流。由于担心婷婷会受欺负，爷爷奶奶的精力也有限，他们很少让她外出，除了上幼儿园，大部分时间都待在家里。

进入小学的婷婷完全无法适应学校的学习：她不能长时间安坐听课，有很多的小动作，有时还会无故离开座位四下走动；在语文学习方面，尽管背记单独的汉字没有问题，却怎么也学不会组词造句；有时会突然自言自语或无故大笑，甚至哈哈大笑得完全停不下来，以至周围的同学都觉得她很奇怪，不愿和她交朋友。爷爷奶奶开始担心婷婷的社交情况，有时候会有意带她外出，但她总表现得非常紧张，不愿离开爷爷奶奶半步。有时候爷爷奶奶会刻意引导她去接触其他孩子，但由于不能理解同龄孩子所玩游戏的内容和规则，她无法参与进游戏，也不能表达自己的想法，最终还是一个人孤零零地站在一旁当观众。

婷婷在学校的表现让人不免担心，在老师的建议下，家人带着她到专业医院进行了相关检查，最后确诊为"孤独症"。考虑到所住地区没有比较专业的康复训练机构，趁着孩子放假的时间，爷爷带着她来到了我们这里。

第一次见到婷婷，爷爷和我说着话，她安静地站在一旁，笑嘻嘻地看着我。婷婷长得白白净净，五官秀气，个子比较高，显得有些纤瘦。爷爷看她不说话，就告诉她："这是王老师，快跟王老师打招呼。"婷婷仍然笑嘻嘻，却并不开口。爷爷提醒她："说——'老师好'。"婷婷乖巧地说道："老师好！"然后又咯咯地笑着。爷爷有些不满地说："别笑了！"婷婷好像没有听到一样，仍然开心地笑着，而且笑声更大。爷爷继续阻止她："够了！别笑了！看你像个什么样子！"我让婷婷自己去玩儿，她也不愿离开，在离我们不到两三米的地方站着。通过和爷爷的交谈，我也大致了解了婷婷的能力情况，她的认知理解能力还不错，但存在能力不均衡的问题。

婷婷的能力评估结果显示，她的认知能力在孤独症儿童中算是很不错的了，智能属于正常儿童水平，但是她的智力水平发展不均衡，抽象理解能力比较差，这也解释了她在语文学习中不会遣词造句的原因。写作或者看图说话，需要比较高级的抽象理解能力，如对形容词、成语等的理解和运用等，这对于孤独症儿童而言，的确是一件非常困难的事情。

孤独症儿童的异常表现多在3岁之前就能被发现，大部分的康复机构接收的多是3~6岁的孤独症儿童，这也符合孤独症康复治疗黄金期的基本原则。但是，有些孤独症儿童会到更大一些的时候才被发现异常，进而被诊断。婷婷就属于这一类的儿童。按照旧的疾病诊断标准（ICD-10和DSM-4）来说，某一类认知能力不错、语言发育尚可的孤独症儿童就是俗称的高功能孤独症，或者是不典型孤独症，或者是阿斯伯格综合征。他们往往认知能力尚可，语言发育也还不错，如果没有太明显的行为问题，往往会耽搁诊断，直到进入小学，或者到更高年级时才会表现出很多不一样的言行问题。

训练方案

ICD-10，指《国际疾病分类标准》（International Classification of Diseases，ICD）[①]，而DSM-V/DSM-5，指《（美国）精神障碍诊断与统计手册》(The Diagnostic and Statistical Manual of Mental Disorders Fifth Edition)[②]，以上两个都属于精神科的专业诊断标准，因为孤独症属于精神科疾病范畴，精神科医师会根据其诊断标准对患者进行专业评估、诊断。

在美国的精神科诊断标准DSM-4中，和孤独症相关的诊断名称包括孤独症、阿斯伯格综合征、儿童期瓦解障碍和其他广泛发育性障碍。在最新的DSM-5中，对孤独症的诊断取消了旧版的各种类别，根据症状的严重程度和功能的高低进行划分。像婷婷这类，就属于高功能孤独症谱系障碍。这类高功能的孤独症谱系障碍患者往往没有智能障碍，有或没有轻微功能性语言障碍。所以在幼年时很容易被忽视，直到进入小学或更高年级学习时，才会因为社交障碍和某些怪异的行为表现而被发现。对于这类高功能的孤独症儿童，重点是社交、行为方面的问题，需要根据具体表现来制订合适的训练计划。

---

① ICD-10是世界卫生组织（WHO）制定的国际统一的疾病分类方法。它根据不同疾病的特性，将疾病分门别类，用编码的方法来组织表示的一种系统。目前通用的是WHO第10次修订的版本，统称为ICD-10。其中关于精神和行为障碍部分的诊断标准是精神科疾病的国际诊断标准。
② DSM-V/DSM-5，是由美国精神病学会提出的美国精神科疾病的分类和诊断标准。2013年美国精神病学会推出修订的第五个版本，即DSM-5，或者称DSM-V。它是DSM-4版本的升级版。DSM的诊断标准采纳、吸取了国际水准的精神心理疾病教授、精神科医生、心理学博士等各界专家的意见和建议，因而极具科学参考价值，往往作为各国精神科疾病诊断的参考标准。

二、不只是微笑

1.小婷婷笑盈盈

婷婷特别爱笑，每天都是笑嘻嘻的，就像一位开心的微笑天使。没过多久，我发现她的笑并不是因为开心，她被表扬时会笑，被爷爷批评时也会笑，自己跌倒了会笑，小朋友把玩具丢在她身上时也会笑，以致让人感觉这个可爱的天使好像只有笑这一种表情。

爷爷对婷婷的笑嘻嘻表示不理解，也颇为不满。当婷婷无故地呵呵笑，尤其是不分场合地笑个不停时，爷爷总会去呵斥："别笑了，像个傻子一样！"爷爷告诉我，婷婷大多数时候是微笑或呵呵笑，但有时候会哈哈大笑，甚至会笑得喘不过气来。爷爷说话时语气中有些难为情："你看她笑得像个傻子一样，怎么跟她说都没用，停也停不下来。"他对此似乎又有些无奈，说："该笑的时候笑，不该笑的时候也笑。跟她说也没有用，她好像是没法理解，真是没办法！为此还出现过很尴尬的情况……"爷爷向我讲述了两件事情。

一次，班上的同学无意中受了伤，哭得非常厉害。其他同学都过去安慰她，老师也紧张地一边联系家长、校医，一边安抚受伤的学生。而站在一旁的婷婷，却什么都不说，一直嘻嘻地笑着。这令同学们很生气，大家都认为她没有同情心，对同学的受伤一点儿都不在乎，甚至还幸灾乐祸地嬉笑。

还有一次，家里的一个远房亲戚过世了。在悲痛的气氛中，大家都肃穆地进行着葬礼仪式。而在一旁的婷婷大概觉得很有趣，一个人呵呵地笑着，好几次还哈哈地大笑起来。这让不了解婷婷情况的亲戚们感到非常奇怪和生气，甚至有人觉得她脑子有毛病，或者父母没有好好管教她。这也让婷婷的父母和爷爷奶奶感到非常尴尬。

婷婷的问题在孤独症儿童里也是比较常见的。一般而言，很多孤独症儿童大部分时间表情平淡或单一，每天都是一副笑或哭着的脸，对周围环境也缺乏表情的变化。这是因为孤独症儿童对于社会情感的理解存在缺陷。他们本身情感表达比较单一，主要是哭和笑两种，对于复杂的情感，如愤怒、嫉妒、害羞、骄傲等，几乎很少会表达。他们自身不会表达，不理解这些复杂的情感，也就很难去理解他人的情感。他们会用相同的情感去应对不同的社交场景，不清楚自己的表达是否与具体的场景相适应，也不明白在特定的场合需要何种情感表达。婷婷的情感表达能力有限，基本上只有两种表情：笑和哭，而笑又是她最主要的情感表达。只有当爷爷非常生气地大声呵斥或体罚她时，她感受到非常强烈的负面情绪或身体被碰触不舒适时才会哭。那些更复杂的情感对她而言难以理解，更不会表达。

我向爷爷讲解了孤独症儿童情感缺陷的相关表现，并告诉他："对于婷婷，我们需要解决的不仅是她爱笑的问题，更要慢慢地教她理解他人的情感，学会识别在不同的社交场合，用合适的情感、行为来进行表达与回应。"

2.表情卡片

通过观察，我发现爷爷大部分时间的语气总是非常平淡，无论婷婷是做对还是做错，他的赞赏或批评，永远都是同样的语气、语调。这会让婷婷无法识别判断，不能根据语气、语调的不同来调整自己的行为和情感表达。因此，我在训练中有意采用显著不同的语气、语调来表达不同的情感。当婷婷做得很好或正确时，我会充满兴奋、惊喜地进行表扬，用欢快高昂的语气，配以夸张的表情，再加上她喜欢的强化物，让她能明白这是在表扬她做得好。当婷婷做错或做得不太好时，我会用低沉的声音告诉她："不对！""不可以！"同时配合严肃的表情和摇头的动作，让她知道自己做得不太好，或让我有些不高兴。

一段时间的训练后，婷婷可以察觉出我是在表扬或是批评。她也不总是笑嘻嘻的了，能够随着我的语气变化而有所区别。当我表扬时，她会笑嘻嘻的；当我表示不对或不可以时，她会收起笑容，面无表情。爷爷也感觉到婷婷似乎能理解旁人的一些强烈情感了，不再是每天没心没肺地傻笑了。但这些还不够，我们需要更多、更细致的情感认知学习。

我在网上搜寻各种表情照片，制作成小卡片，让婷婷进行识别和命名。考虑到自然性、真实性，我选择的都是表情稍显夸张，可以比较清楚地识别出情绪的真人照片：从最简单的哭、笑开始，到复杂的害羞、害怕、愤怒、厌恶、惊讶……我每出示一张卡片，就告诉她这是"高兴"或"伤心"……很快，婷婷熟悉了表情卡片并能说出卡片中的人物是哪种表情。我开始让她观察不同人物相同的表情，识别出某类表情的特点，比如无论男人、女人、大人、小孩，在笑时基本上都是嘴角向上翘起，眼睛微收；惊恐或害怕时眼睛瞪大，嘴张开……

之后，我们开始进行表情模仿。我先做出一个夸张的表情，同时出示卡片，请婷婷仔细看完后，再跟随我或者在镜子里看着自己的脸来进行模仿。一开始时，她模仿得很困难。我就根据表情的特点，通过夸张的表演讲解来进行示范。对于简单的"高兴"或"伤心"，婷婷还可以理解和模仿。而复杂的情感，她似乎理解得很困难，更不用说去模仿了。时间久了，婷婷有些厌烦，不想模仿下去了。于是，我将训练的重点调整为能理解、识别他人的表情，至于她能否模仿，暂不做要求。我和婷婷开始玩儿起"我演，你猜"的游戏：我表演在某个场景出现的一个夸张表情，婷婷说出这是什么表情，并找出对应的卡片。比如，我出示玩具注射器，然后表演在医院打针时很害怕的样子，婷婷则要说出表情是"害怕"，并找出相应的表示"害怕"的几张表情卡片。

3. 在生活中练习

在练习的同时，我建议爷爷在日常生活中尽可能地创造各种情景，并学会使用夸张的语气和表情进行表达，让婷婷可以更好地学习到如何识别不同表情，以及感受和理解复杂的情感。爷爷做得非常认真，在训练中看到我采用的语气、语调、身体姿势以及各种表情，他都通过观察学会了。比如，婷婷不喜欢吃某些食物，经常将爷爷塞到她嘴里的菜吐出来，这时爷爷会做出"呸"的声音和动作，并告诉婷婷这是"厌恶"。婷婷在晚上学习不是很认真时，爷爷眉头紧皱，表情严肃地做出生气的表情，说："婷婷不好好学习，爷爷生气了！"慢慢地，婷婷能够理解爷爷的不同情感了。爷爷高兴地告诉我，现在当他用生气的表情去阻止婷婷的某些不当行为时，她不再是笑嘻嘻的，而是收回了笑容，也表现出略显严肃的表情，并会很快停止自己的行为。

后来，我们又进行了在特定环境使用特定情感表达的学习和训练。比如，我会向她解释，在课堂上，我们要认真听课学习，不可以大笑，否则会破坏课堂纪律，还会影响到其他同学学习。所以，在上课的情境下，可以微笑，但是不能大声笑出来。又比如，我们需要观察周围环境，当周围有人受伤时，或大家都很难过的时候，也不可以大笑，这样别人会认为我们没有礼貌，不尊重他人……我把比较常见的生活场景，用故事的形式讲述出来，进行解释说明，并让婷婷模拟故事当中的场景，进行练习该情景下应该有的表情行为。等婷婷掌握熟练常见场景后，随机抽取某个场景进行询问并演练。

经过一期的训练，婷婷理解他人的情感比以前做得更好。她能够识别他人常见的情感，并根据不同情形来调整自己的表情和行为。虽然她在大部分时间还是笑嘻嘻的，表情有时候看起来有些怪异、生硬，无法做到那么自然、贴切，但至少她现在的情感表达基本上能够符合大部分的生活场景，不会让人觉得突兀不当。

婷婷不分场合的微笑其实正是孤独症儿童社交障碍的一种表现，因为他们无法理解不同的社交环境，也不明白在不同环境下需要有相对应的情感表达。正是由于社交的复杂性，我们更要协助孤独症儿童进行特别的学习，先从常见的场景开始，逐步扩展到日常生活中更为复杂的场景，指导孤独症儿童学习如何识别场景和进行合适的应对。

训练方案

　　让孤独症儿童准确地进行情感表达的确比较困难，这是他们在社交方面非常薄弱的一个环节。我们需要耐心地带他们去学习识别各种不同的场景，学习如何使用合适的表情、行为进行表达。我们无法预测所有的场景，只能就一些常见的场景进行练习。当出现一些特殊场景时，比如去参加葬礼或婚礼时，我们可以提前和孩子说明即将面对的场景，同时告诉他较为合适的行为、情感表达；或者提前编一个场景小故事，和孩子一起进行预演。在进入这个场景之前，可以再次进行复习，提醒其应该如何进行。这不是短期训练就能解决的，需要由家长在掌握方法后在生活中持续操练，并不断进行补充、调整。每遇到新的场景或情况，就要进行新的练习，直到能运用自如。

三、言我所见

1.语文学习困难

　　许多孤独症儿童对抽象概念的理解会比较困难，婷婷就是典型的例子之一。她可以背记很多的汉字，但是她对一些抽象词语却理解不了；她能生硬地记住这些词语的读音和字形，却难以理解和运用。当她进入小学后，对于语文学习要求的遣词造句，她难以完成，写作文时完全不知道如何下笔。爷爷对此也很头疼，不知道该怎么辅导她。他希望通过训练能帮婷婷提升语文方面，尤其是造句、写作方面的能力。

我对婷婷进行了一次测试。我先试着让她用一些词语进行造句，又让她看图说话。她完成得很困难，造出的句子不是驴唇不对马嘴，就是颠三倒四，而她看图说话则是对着图完全不知道该说什么，经过提示也是东一句西一句，零散而缺乏主题。至于在某一主题下写文章，如写日记类的短作文，她更是无从下手，完全不知道该如何进行。

通过测试，我发现婷婷在语文上的问题主要表现在两个方面。

第一，抽象词汇的理解困难，让她难以运用相关词汇进行造句。如"热烈""动听""勤劳"等抽象词语，对于婷婷而言，由于缺乏实物的体会，难以理解其中的含义。对某些关联词、副词等，如"因为……所以……""第一""最后"等，她在理解上就更困难了。对于一些带有情感性质的词语，如"惊讶""得意""骄傲""满意"等，直接切中孤独症儿童在社会情感理解上的弱点，婷婷完全不懂它们是什么意思，更不用说拿来遣词造句。

第二，不知道该如何组织句子构建围绕主题的文字篇章。写作需要有整体观和局部观，能在明确主题要求的大前提下，围绕主题展开写作；还要能组织具体的一个个句子，围绕中心进行表达，最后完成一篇有核心意义的文字。大部分孤独症儿童往往缺乏整体观念，他们多半会注意事物某一部分或细节，如玩具上的旋转轮子，物品发出的声音或灯光，成年人的某个动作，电视里播出的一段音乐，书本上的某个词语、一句话，等等。至于是什么玩具，做动作的人是谁，播出这段音乐的是什么节目，以及单个词语和句子如何组建成文章，是他们不会注意或者很难去考虑的。

根据婷婷的情况，我制订了两部分的学习计划：第一，学会理解并掌握部分抽象词汇；第二，结合不同主题进行作文构思的训练。

2.抽象词汇的学习

由于婷婷已经掌握了对颜色、形状的认知，我们的学习也就从比较简单的、和颜色有关的形容词开始了。

首先，我选择了同色系的物品卡片，让她描述物品的形状、颜色等，后续又加入功能或作用。描述以填空的形式，按照"这是××色的××，它×××"的模式进行。比如卡片上是一个橙子，我会说："这是金黄色的橙子，它是用来吃的，味道甜甜的。"经过几次练习后，婷婷很快就理解并掌握了方法。

随后，我又选择了同一颜色下的不同物品，如金黄色的太阳、向日葵、麦子、帽子、发带等，请婷婷一一描述。当婷婷熟悉了大多数物品后，我出示某种颜色卡，要她说出具有该颜色的物品有哪些。婷婷在面对只有某种颜色卡进行发散思维表达时就感觉很困难，卡在了那里。于是，我们退回去，重新练习多种实物卡—颜色卡，再重复颜色卡—实物卡的交叉练习。经过一段时间来回地练习后，婷婷能够在看到某种颜色时联想到若干具有相同颜色的不同物品，并能按照之前的基本模板，使用某种描述颜色的形容词来造句了。

在掌握部分与颜色有关的形容词后，我们开始了其他抽象词汇的学习，如"第一""最后""先""后"等。首先进行的是"第一"的学习。我和婷婷各拿一辆小汽车来比赛，根据到达终点的先后，来对"第一"进行情景说明。我会在最先到达终点的红色小汽车前放置"第一"的字卡，并告诉她："红色小汽车第一哦！"等婷婷能自行放置字卡后，我将小汽车换成了发条动物玩具。同样，最先到达的动物，也会由婷婷放上"第一"的字卡。之后，我又使用了多种其他的玩具来进行强化，婷婷也很快就明白了最先到达的是"第一"。当她掌握了这个游戏中"第一"的概念后，我开始将其拓展到集体课上，这是因为集体课中的有些游戏也有比赛的性质，如谁收集的物品最多、谁完成得最快等。通过反复地在各种游戏的优胜者面前出示"第一"的卡片，婷婷渐渐理解了在群体活动中获得优胜的，就是"第一"。以此类推，通过各种游戏和活动，婷婷继续学习和理解掌握了"最后""先""后"等词语。

接着，我们又进行了数词、量词、关联词的学习，前两项进行得还比较顺利。但婷婷对于关联词的学习，还是有一些难度。我们是从最简单的因果关系开始的。我将存在内在因果关系的2张图片放在桌上，譬如，"开花"对应"结果"，"风吹"对应"树摇"，向婷婷讲解了它们之间的联系。接着我使用因果关联词（因为……所以……），根据图片的内容进行了造句，并请婷婷跟随模仿。几次之后，婷婷熟悉了图片和造句模式。但她记得快，也忘记得快，尤其是用涉及关联关系的词语造句时，我们持续反复地进行了一系列类似的造句练习，才巩固了所学的内容。当掌握了一定数量的因果关联图片后，我再将类似的2组图片混在了一起，请她挑出有因果关系的2对图片，并进行造句练习。婷婷的记忆力很好，在明白造句方法后，她很快就记住了和图片相对应的句子，能进行配对。我将图片数量从2组增加到了4组，婷婷在熟悉、记忆所有图片的同时，也刻板地记忆了运用关联词的造句模式。

　　当婷婷掌握了一定数量的句子后，我增加了难度，撤掉卡片，只拿出1张图片来，让婷婷根据图片内容使用关联词造句。她感觉到有些困难，这时我再出示对应的有关联关系的图片进行提示，引导她去完成。当婷婷基本掌握见到单张图片就可以说出完整的因果句子后，我开始不使用图片进行造句。我先说出前半句，让她说出后半句。经过一段时间的提示和训练后，她逐步能完成因果造句了。最后，我们脱离图片的内容，就生活中的各种场景进行练习，仍然是我说前半句，婷婷说后半句。比如，我说"因为下雨了"，请她补充完句子。起初她难以完成，我们就一起讨论"下雨"可能会导致的结果：下雨会打湿衣服，大家会打伞……在提示下，婷婷顺利地说出了"因为下雨了，所以地上都湿了""因为下雨了，所以出门要带伞"，等等。开放性的答案并没有标准，只要符合逻辑都可以用来造句。这样的练习也拓展了婷婷的思维，机械、刻板的思维变得灵活了一些，可以思考更多的可能性。

孤独症儿童在执行功能上存在缺陷。执行功能障碍分为若干成分，其中孤独症儿童常见的刻板思维、缺乏灵活度，就和执行功能的思维转换能力有关。比如：当儿童接受了1+1=2时，他就形成了思维定式，只接受1+1=2的特定关系，对于2=1+1的关系难以理解和接受。就像婷婷能说出"太阳是金色的，麦穗是金色的"，却无法面对"金色"反推说出"金色的太阳，金色的麦穗"。他们需要通过反复的学习和练习，才能明白既可以1+1=2，也可以2=1+1。所以，我们在训练中需要大量反复地进行练习，让孤独症儿童可以理解思维的转换过程，从而使思维更加灵活，减少刻板行为。

3.作文构思训练

在婷婷学习抽象词汇的同时，我们也进行了作文构思的训练。就婷婷而言，写作是非常困难的，她甚至不知道该写什么，只能说出一些零碎的词语和句子，却无法把它们组织到某一个主题之下。考虑到孤独症儿童更擅长视觉学习，我选择了用看图说话进行训练。

我出示一张图片，请婷婷结合给出的主题进行口头描述，同时也将描述的语言记录下来。描述结束，她的作文也就完成了。最开始时，对于小朋友做游戏的场面，婷婷的描述往往很简单和零散，如"有一个女孩""皮球""太阳""三棵树""滑滑梯""五朵花"……她关注的只是其中的一些小细节，却无法将这些细节和"欢乐的周末"的主题联系起来。对于婷婷来说，"五朵花""三棵树""女孩""皮球"等的重要程度都是一样的，她也不会将这些细节和作文主题进行联系。在观察人物时，婷婷看到一个女孩说"一个女孩"，看到另一个女孩也会说"一个女孩"，她无法将画面中三个做游戏的女孩看作一个整体。只关注到局部的某个人物，自然也就难以按主题进行描述了。

婷婷的这种情况，和大多数孤独症儿童关注局部的思维特点相符合。

根据孤独症儿童刻板、喜欢遵循固定定式的特点，我帮婷婷设立了一个基本的写作框架：时间—地点—人物—事件—点题。每当我出示图片，她必须按这个顺序来进行描述。

婷婷背熟了我为她设立的写作框架，在每次开始进行看图说话前，我也会要其先背诵一遍。按照要求，婷婷必须就写作框架中的每一个要素说一到两句话，然后用笔记录下来，这就形成了一篇简单的作文。比如，对于主题为"欢乐的周末"的图片，婷婷的描述为："这是一个早上（时间），太阳挂在天上。公园的草地上（地点），有三个女孩、四个男孩（人物）。两个女孩在踢毽子，一个女孩在跳绳，两个男孩在踢球，两个男孩在滑滑梯（事件）。这是一个快乐的周末（点题）。"完成后的文字很简单、生硬，但是条理清晰，基本符合作文的要求。

看起来很简单的按框架进行描述，对婷婷而言也不是一件轻松的事情。比如，她对时间的概念很模糊，只能大概地分辨出白天和晚上。对季节的认识很不清楚，往往无法准确地进行描述。即使图画中已经有了一些提示性内容，她也很难联想到季节上去。所以，我又退回到基本的时间概念，从最简单的太阳、月亮，再到复杂的时钟、日常作息，以及四季的特定场景等，来对其进行练习。通过各种练习，婷婷终于具备了一些较为抽象的时间概念，能通过一些画面内容大致地判断出季节或时间。

平时，婷婷很少外出，不认识某些地方或场所，这使其不能很好地描述地点。于是，我下载了许多图片，向她展示各种常见的场景，同时向其解释说明该场景的特点，如公园、超市、电梯、商场、电影院、餐厅、车站、游乐场等，让她通过图片去理解和掌握常见场所的名称和用途。

关于人物方面，我带着婷婷去了解了男人、女人、小孩和老人等不同人物的特点，通过熟悉不同人物的常见服装、饰品、职业，让其理解和学会如何描述人物。

这些学习内容都是日常生活的常识，却是孤独症儿童进入社会时必须要掌握的基本知识点，也是写作的基础。经过一期的训练，婷婷的造句、写作能力有所提升；而对于作文，至少她能按照写作框架下笔。此外，她的社会认知能力也提升了不少，爷爷奶奶带她到外面时也不再那么紧张了，她也很愿意去探索更多不知道的东西。有一段时间，她经常缠着爷爷问："这是什么？""是做什么的？"相较于每天被她不断地提问所苦恼，爷爷更为婷婷的主动好学感到高兴。

在高功能的孤独症儿童中，大部分孩子像婷婷一样，由于他们关注细节、缺乏整体感、计划执行能力差的思维特点，存在语文阅读和写作的困难。类似写作文这样的任务，需要我们先考虑主题，在主题之下进行思考和布局，每段内容需要遣词造句，造句需要选择合适的词语，段落间保持内在的条理联系……这样复杂的统筹安排活动，对孤独症儿童来说，实在是一件艰巨的任务。所以，孤独症儿童的作文能力需要经过漫长的针对性的学习和训练，才能逐步地适应和得到提升。

训练方案

孤独症儿童执行功能中的计划能力障碍，往往是造成他们学习困难的因素之一。计划能力是指对于一个目标，需要对所采取的步骤、技能或材料进行组织和安排。在执行计划时，需要在遇到困难时进行处理，选择合适的行动方案。孤独症儿童在阅读和写作上的学习阻碍是受自身的能力特质所限。对此，没有捷径可走，只能一点一滴地进行相关的特别训练，从抽象词汇的理解开始，到组词造句，再到理解、组织句子、段落……一步一个脚印地进行拆分学习，通过大量的练习，才有可能帮助他们逐步提升能力，达到提高阅读和写作水平的目的。

四、"天使魔爪"

1.初次见识"小魔爪"

除了学习和社交，婷婷还存在一个令家人和学校老师头疼的问题——行为冲动。她喜欢抓抢东西，且动作粗暴，常常会损坏玩具或物品。白白净净又爱笑的她，在安静时看起来就像个天使一样，但当她去抢夺他人物品时，却表现得十分蛮横粗鲁，爷爷无奈地称她有一双"小魔爪"。

婷婷在第一节个训课时就让我见识到了她的"天使魔爪"。进到训练室坐下后，她笑嘻嘻地盯着我看，但我明显感觉到她和我并没有眼神的交流。她一言不发地看着我。我以为她走神了，刚准备和她说话，她突然伸出手来，一把将我的眼镜抓了过去，眼镜在她用力地抓、捏之下嘎吱作响。她的速度太快，以至于我反应过来时，只感觉到一阵刺痛——她的指甲狠狠地从我的鼻子上划过。爷爷马上出声制止："婷婷，你怎么又乱抓呢？快把眼镜还给王老师。"他的语气平缓温柔。婷婷仍嘻嘻笑着，好像没有听到一样，自顾自地玩儿着。爷爷又说了一遍，她还是无动于衷。爷爷颇为无奈地向我道歉："王老师，对不起啊！您看看，她平时就是这个样子，怎么说也不听……"

我惊讶于婷婷动作迅猛的同时，又有些理解了婷婷这些行为经常发生的原因。在她的这些错误行为发生时，爷爷的态度温和，语气、语调和平常说话并没有什么区别。婷婷根本觉察不到爷爷的态度，也没有什么难以接受的后果，自然也不会意识到自己的行为有什么问题。类似的情景还会重演，婷婷的不恰当行为也会一而再，再而三地发生。

因为抢眼镜的行为已经发生了，我无法再阻止，考虑到婷婷的语言能力还不错，我试着和她沟通。我说："婷婷很喜欢王老师的眼镜，很想看一看、玩一玩吧。"婷婷自顾自地玩儿着眼镜，不理我。我伸出手请婷婷将眼镜还给我，她充耳不闻。我握住她的手，拉着她将眼镜递到了我的手上，告诉她："把眼镜给老师。"我拿过眼镜，对她说："婷婷喜欢王老师的眼镜，想要的时候说'我要玩儿眼镜'，王老师就会把眼镜给你玩儿。"

对于语言理解、表达能力比较好的孤独症儿童，当他们认识到通过合适的表达可以获得自己想要的东西，且不会出现令人不快的情况（被强行阻止、斥责、体罚）时，他们大部分在经过训练后都可以使用语言来进行表达，而不是强硬地直接行动。

戴好眼镜后，我再次问婷婷："婷婷，想玩儿王老师的眼镜吗？"婷婷笑嘻嘻地立即伸手去抓，我按住了她的手，严肃地说"不可以"，又告诉她："想要的时候说'我要玩儿眼镜'，我就会把眼镜给你玩儿。"婷婷说出"我要玩儿眼镜"后，我马上就将眼镜递给了她。她玩儿了一会儿后，我伸手请她将眼镜还给了我。

2.调整与训练

第一次个训课后，我就特别关注婷婷的行为，尤其是她的"小魔爪"。对此，我首先和婷婷的爷爷进行沟通，并请他在以下两方面进行调整：

第一，当婷婷某些不当行为出现时，要及时进行阻止，语气非常严厉地告诉她"不可以这样"，让她意识到自己的行为问题，而不能再像以前那样态度温和。

第二，努力让她学会用语言表达需求。在她想要什么东西前，先要说出来，然后再将合适的物品给她。如果是危险的物品，可以先表示理解她的需求，然后坚决告诉她不可以玩儿，并说明原因。同时对她的表达进行鼓励，让她增加表达的次数，直到能借助语言表达而不是直接伸手来抢。

开始的一段时间，任何有兴趣的东西，不分物品，婷婷都会伸手去抓抢，如眼镜、头发、记录本、玩具、零食……什么都不放过。不分对象，从我到其他小朋友、其他老师……谁都不放过。也不分场合，个训课、团体课、感觉统合训练课……哪里都动手。而且，她总是出手奇快。我不得不经常和她玩起"比手速"的"游戏"来。无论什么课，我随时保持警觉，关注着她的一举一动。一旦她伸手去抓我或他人的东西，我会马上阻止。个训课上的大部分玩具，我会放在一定的距离之外，阻止她的抢抓行为。但在要求她进行语言表达后，合适的物品会交给她玩儿上一会儿。某些重要物品，如我的记录本等，我会在阻止她的行为后严肃地告诉她："老师知道，你想玩儿这个。但这个不是玩具，不可以玩儿。"课间时，我也请婷婷的爷爷予以配合，用不同的语气进行表达，在及时阻止婷婷的冲动抓抢行为时语气表达要严肃、坚决，并坚持要求她使用语言进行需求表达。

婷婷喜欢抓抢物品的另一个原因就是她无法等待。当她看到一个有趣的物品时，她非常着急，所能想到的就是立即拿过来玩儿。至于这是什么东西、是谁的、会不会有危险等，她完全来不及考虑。于是，在训练中我又加入了延迟满足的练习。

3.出人意料的改变

进行了2个月左右的训练后，婷婷出人意料地有了改变。她在个训室里基本没有抢玩具，或抓我的头发、扯眼镜的行为。偶尔出现一两次，她也会在事后看向我，似乎在判断我的反应，而不再只是关注物品本身。如果我沉下脸，表情严肃地说："不可以哦！"她就会松开手，放下该物品。

婷婷的爷爷也在我的建议下学会了使用不同的语气，尤其是当婷婷要玩儿一些危险的物品，比如插座、开水瓶时，爷爷会严厉地表示坚决不允许，同时会按住婷婷的双手。婷婷能从爷爷的语气和行为中判断出这个物品是不被允许玩儿的，从而停止危险的行为。到第一期训练快结束时，婷婷已经能分辨出语气的不同，她甚至会在实施某种行为前试探性地看看爷爷。如果爷爷严厉地哼一声："嗯！不可以哦！"她也会变得表情严肃，然后收回手去，再去玩儿别的东西。

除了行为上的对症处理，我还建议加强婷婷的感觉统合训练，以改善她的感觉统合功能，从而能更好地协调、控制自己的身体、行为，以及有意识地关注到自己的行为和因此造成的后果，最终减少冲动、鲁莽的举动。这也对婷婷在使用物品、与人接触时的行为表现有所帮助。

经过反复训练，婷婷抓抢物品的行为明显减少。婷婷渐渐明白了，抓抢并不能真正获得自己想要的东西，只有合理地表达自己的需求才有可能获得想要的东西。当她向他人，比如其他小朋友的家长，说明自己想玩儿某个玩具的需求后，多数家长会让她和小朋友一起玩儿玩具或给她单独玩儿一会儿。而集体课上的玩具、他人不愿分享的玩具以及危险的物品，当老师或爷爷表达严厉、坚决的态度后，她能意识到这个物品是不可以拿来玩儿的，或这样的行为是不被允许的。当然，只有短短几个月时间的训练，婷婷也不可能做得很完美，当她偶尔的抓抢行为被阻止，并被要求归还物品时，她也不再像之前那样抓着不放，而是稍加把玩一下就能主动地归还物品。

爷爷对婷婷这一行为问题的训练结果感到很高兴，尽管刚开始时比较辛苦，需要他随时关注婷婷的行为并及时进行处理，但当婷婷的抓抢行为逐渐减少后，爷爷感到轻松了很多。卸下了"魔爪"的婷婷，也成为众人喜爱的"微笑天使"。

抓抢东西，这个问题在孤独症儿童，乃至正常儿童中都并不少见，有些是因为缺乏延迟满足的能力，有些是习惯了以这样的方式获得满足，还有些是故意而为之……无论是哪种情况，这种行为都会对他人造成不良影响，或者让他人受到惊吓、伤害，有些还会有财物的损失。长期如此，必然会造成他人的社交回避，令儿童减少社交机会，影响社交能力的发展。所以，我们需要对此行为进行干预。对于像婷婷这样语言理解、表达能力比较好的孤独症儿童，我们可以帮他们建立规则，辅助他们使用语言表达的方式获取满足，以及进行延迟满足的练习，增强其自控能力，最终减少或消除抓抢的行为。

训练方案

抓抢东西这个行为，和攻击性行为的性质类似，都是会造成不良后果的行为。处理这个行为，同样需要对其行为背后的动机进行分析，是因为缺乏延迟满足的能力？还是习惯了以这样的方式获得满足？抑或是故意而为之，想看到某种自己希望看到的后果呈现？经过记录、分析行为，了解该行为产生的原因，再根据其原因寻找可行的方法。就像婷婷，通过表情提示、引导语言表达、建立规则，以及延迟满足的练习等方法，促进了其行为的改变，减少了不良行为的发生。

五、在关怀中继续前行

由于假期时间的限制，婷婷结束了一期训练后就必须离开武汉。其实，她还存在其他的一些问题，很多都是孤独症的症状表现，是无法在短期内得到解决的。我只能就爷爷目前比较关心的，对她的生活、学习影响比较大的几个问题进行了处理。结束前，我把本期训练的小结交给爷爷，告诉他婷婷本期的改变和进步，并且鼓励他继续带婷婷进行训练。对于她的行为问题，家人可以按照之前的方法继续练习，直到她能养成良好的行为习惯。

后来爷爷还和我联系过几次，询问过训练中的一些注意事项，我得知她休学了一学期后，复读了二年级。婷婷在爷爷的陪伴和辅导下，能勉强完成日常的学业；冲动鲁莽的行为也有所改善，和同学相处比之前要好很多。幸运的是，婷婷的老师从爷爷那里得知她的情况后，特别关注她，主动找了几个有爱心的小朋友，引导他们和婷婷接触、游戏。婷婷虽然很多时候还是无法理解小伙伴的游戏，但有人愿意和自己玩儿，她已经很开心了。爷爷也对此感到很欣慰，感觉婷婷在学校和正常的孩子没什么两样，不再是被排斥在外的了。

听到这些消息，我也为婷婷高兴。她虽然在进入小学后才被发现难以适应学校生活，存在很多问题，但是爷爷奶奶在经过明确诊断后坚持带她进行康复训练。她的很多问题还是属于孤独症比较明显的症状表现，通过针对性的训练，婷婷的能力提升得还不错。爷爷也认真学习了相关的知识，回家继续带她进行训练。在学校，她又遇到了好老师，给了她很多关心和帮助。虽然婷婷的诊断、康复训练来得晚了一些，但是，有爷爷奶奶的关心、老师的辅助，相信婷婷会走得更远！祝福你！幸运的女孩！

大部分孤独症儿童，即使能力很不错，但在社会融入上仍然存在非常大的困难。很多孩子在上学时遇到障碍，一再地被各所学校拒绝，无法像正常儿童一样进入学校学习。对于孤独症儿童，大众首先应该关注的是，他们是孩子，和普通孩子一样需要关心和陪伴，也渴望享受游戏和感受快乐！其次，他们才是特殊的孩子。如果社会大众都能对婷婷这样的孩子多一些理解、多一些关注，孤独症儿童就能像其他孩子一样，更好地融入社会，享受关怀，拥有同样美好的童年！

10

暴力
对对碰

对暴力攻击性行为的认识及应对

行为问题是孤独症儿童的常见症状表现之一。有些是重复刻板的行为，有些是多动的行为，有些则是冲动、具有攻击性的行为，还有些是表现怪异的行为……其中最引人关注的是暴力攻击性行为。无论是伤害他人还是伤害自己，都是父母和治疗师最担心的问题，也是影响孤独症儿童发展和融入社会的重大障碍之一。本章中的小白和小蝴蝶，其暴力行为的产生，或改善或加重，除自身因素外，还和家长有着密切的联系。

在工作中，我接触过一些存在攻击性行为的孤独症儿童，他们会采用暴力的方式伤害他人或自己，让父母和老师忧心忡忡。作为孤独症的症状表现之一，行为问题的产生有的是因为该儿童存在感觉统合功能的严重失调，有的则与家长的宠溺或教育方式不当有关。对于有暴力行为问题的孩子，不是一句简单的"不许这么做"就可以阻止了，处理这类问题需要针对孩子的具体情况进行分析，了解行为背后的动机和原因，根据他们的实际情况制订适合的行为改变计划，再循序渐进地进行调整处理。同时，家长的理解、坚持以及在自然情景下的配合实施，处理方式上与治疗师保持一致，才有可能逐步改变孩子的不良行为。必要时，辅助使用少量的精神类药物，也可以改善某些顽固、严重的攻击性行为。

一、被排斥的小白

1. 小白驾到

　　小白是一位4岁多的小男孩，他在这里接受训练的时间不长，却在家长中"声名远扬"。家长们都知道他的"鼎鼎大名"，每次与他接触时都非常警觉，小心地护着自己的孩子，与他保持一定的距离。大家之所以这么紧张，是因为小白经常会出手攻击人。他要么打某个小朋友一巴掌，要么用手揪着或掐着小朋友的某个身体部位不放，最严重的时候会双手用力地掐住小朋友的脖子。被袭击的孩子往往猝不及防，被打、被掐得哇哇大哭。小白的行为让各位家长提心吊胆，生怕自家的孩子遭了殃。每当自家孩子与小白一起上课时，甚至课间休息时，家长们都会紧张地看着他，以防小白的突然袭击。

　　小白不是本地人，他的家在临近的某个小城市。他在3岁时被诊断为孤独症后，妈妈非常辛苦地带着他四处进行康复训练。他在好几家康复机构接受过训练，但妈妈都觉得效果不佳，于是来到了我们这里。由于小白不是本地人，不能享受本地残联的补贴，在这里的训练完全是自费。为了方便小白进行康复训练，和许多外地家庭一样，小白和妈妈也在医院附近租了房。

　　小白的能力在孤独症儿童里属于普通，有一定的语言能力，能说一些词和短语，但发音不清，有些读音发音困难，说话时经常含糊不清，有时需要妈妈进行"翻译"，别人才能理解他所说的话。他的认知能力一般，简单的认知还可以，但是抽象的数学及分类，高级的词汇理解和句子表达等就比较困难。经过几家机构的康复训练，他的基础认知能力有所提升。但是随着学习难度的加大，小白的训练也感到越来越困难，很多学习内容跟不上，开始抵触训练。妈妈是一个非常温柔的人，说话轻声细语，对小白也很宠溺。但是随着学习难度的增加，小白学习上的停滞不前和漫不经心、拖沓、敷衍的表现让她非常着急。独自一人在异乡，每天带着孩子做训练，又没有明显的进步，妈妈内心的压力很大。她督促着小白进行各项康复训练，把时间填得满满当当的。每当小白不好好学习时，她的情绪会非常烦躁，会呵斥甚至打骂小白。

2. 家长们的抱怨

小白刚来时，他的攻击性行为还不是特别严重，偶尔才会出现一次。每次打过其他小朋友后，小白都会笑嘻嘻的，一副开心满足的样子。小白的妈妈每次都会非常温柔地说："小白，你怎么能打小朋友呢？不能打小朋友，快和小朋友道歉。"小白仍然笑嘻嘻地自顾自地玩儿着，对妈妈的话充耳不闻。若是妈妈坚持要他道歉，他就会哇哇地大哭起来，好像妈妈在苛责他一样。妈妈平时比较宠爱小白，看到他痛哭往往会不忍心，最后大部分时候都是妈妈无奈地向其他小朋友和家长道歉："不好意思啊！他不是故意的，他就是想和小朋友玩儿。"开始时，家长们尚且能接受妈妈的道歉，觉得是小白不懂得表达，对喜欢的小朋友只会用暴力的行为来表达。但后来小白的行为愈演愈烈，有时候一节集体课的时间，小白会好几次无缘无故地突然出手伤人。众多家长都对小白妈妈颇有微词："孩子有问题大家能理解，但是妈妈既不及时阻止小白的行为，也不教小白道歉或用正确的方式去表达，以至于他完全没有自己错了的概念，这才导致类似情况一再发生。小白妈妈的道歉毫无意义，令人难以容忍。"

一段时间后，许多被打孩子的家长向各自的治疗师以及机构领导反映了这一情况。他们感觉自己的孩子在这里没有安全感，希望治疗师甚至领导能够介入，改变这种随时可能被攻击的情况。治疗师们决定就小白的情况进行集体讨论，并形成具体的建议，以协助妈妈改变小白的行为。

集体讨论中，治疗师们都认为小白存在的行为问题，和孤独症临床表现相关，应该继续进行相关的康复训练，但小白越来越多的暴力行为很可能和妈妈的焦虑情绪有关。平时，妈妈非常宠溺他，常常顺着他，会满足他的大部分要求，但当妈妈对小白感到非常焦虑或失望时，就会呵斥甚至打骂小白。近段时间小白学习疲沓，进步有限，妈妈的情绪十分不稳，经常焦虑、烦躁，并反复向治疗师表达对康复训练的不满。妈妈极端宠爱之下的打骂让小白感到伤心难过，同时，小白也学会了类似的暴力行为。而妈妈轻描淡写的处理方式让小白无法意识到自己行为的错误，进而一再地强化了他的暴力行为，导致越来越严重的攻击性行为。

治疗师们经过讨论，总结了几点建议：继续加强小白的各项康复训练，向妈妈说明小白长期、持续性康复训练的必要性，引导她发现和肯定小白的细微进步；在小白和其他小朋友相处时，请妈妈注意关注小白的行为，如果他有攻击性行为出现，一定要及时加以阻止，并要求小白对小朋友道歉；妈妈需要参与康复训练，并接受治疗师的指导，学习处理行为问题的正确方法，以便能够在小白出现暴力行为时及时应对；心理治疗师与妈妈进行交流，调节她的焦虑情绪，引导其理解和接受小白目前的状况，思考自己的教育方式，并进行调整。

3.不愿接受治疗师建议的妈妈

治疗师将几点建议告诉了妈妈，但是她并不接受。

对于其他家长的意见，她感到很愤怒，认为这些家长都是小题大做，孩子间很小的事情也要闹到领导那里。针对小白的攻击性行为，她表示自己会教小白向其他小朋友道歉的，以后也会及时阻止他的行为，但是她也强调自己无法随时看着他，有时候来不及阻止也没办法，大家应该理解。

此外，妈妈以其他康复机构和我们机构的相关设置进行对比，用康复效果明显的其他孩子和小白来进行对比，觉得小白的康复训练效果不好，坚持认为是治疗师不够好，是训练项目存在问题。

对于在治疗师指导下学习处理小白的行为问题，妈妈觉得无关紧要，可有可无。谈到教育方式和情绪问题时，她承认自己有时候的确会有些焦虑，但也是因为小白的治疗效果不好所导致的，并不认为自己需要接受心理辅导。

个训课的治疗师向妈妈说明了小白打人行为发生的可能原因和处理方法，建议她配合老师一起进行行为矫正处理。妈妈并不是很愿意配合，她觉得这应该是治疗师的工作，与自己无关。治疗师向她解释，只有在小白出现类似行为时采取一致的处理方法，才能让他意识到自己的问题，从而改变行为。如果仅在个训课上处理，其他时候听之任之，将难以改变小白的行为模式。但妈妈认为这是治疗师的责任，当小白打人时，她还是会要求治疗师进行处理。当小白在课间或在家出现行为问题时，妈妈不忍心斥责，最多就是象征性地拉扯一下，并没有对他的打人行为及时进行干预。

就这样，妈妈继续带着小白进行康复训练。虽然个训课上治疗师有意识地处理小白的暴力行为，及时阻止他打人的行为，在他能表达自己的情绪或安静配合训练时给予奖励。但小白的行为时好时坏，他在个训课上不会去攻击治疗师，但在其他环境里就很难保证不去攻击其他人了。

4.不被接受的道歉

妈妈也尝试做了一些努力——她教会了小白向小朋友道歉。每次动手打人后，小白就会像条件反射一样立刻说："对不起，不能打人。"但小白并没有理解他所说的话的意思，也没有觉得自己的行为有什么问题。他机械性地说出"对不起"，就和说"今天下雨了"一样没有任何的意义。小白的暴力行为并没有实质性的变化，打人的频率和强度也丝毫无减，只是在打完后多加了一句"对不起，不能打人"。妈妈觉得小白已经道歉，这就说明他很有进步了。

其他家长对小白的道歉依然感到不满，认为这毫无悔改之意的"对不起"，对于自己孩子受到的伤害而言根本毫无意义，他下次还是会驾轻就熟地动手。对小白而言，他并没有认识到自己的行为不对，也不会控制或减少打人的行为。他在每次打人后无缝衔接的那一句"对不起"毫无诚意，反而令家长们更加反感。有时候，妈妈也会拉着小白的手，阻止他去打人。但倔强的小白往往不打到别人不肯罢休，甚至会拖着妈妈向前冲，直至打到小朋友为止，否则就哭闹尖叫，一副不达目的誓不罢休的样子。这样追打的情况让家长们非常担心，看到小白，就会拉着孩子避之唯恐不及。也有家长私下建议小白妈妈想办法去控制、纠正他的行为，但小白妈妈一副"治疗师都没办法解决，我也没有办法"的态度，让其他家长不再说什么了。

时间久了，家长们对小白妈妈不从根本上阻止或改善小白打人行为的敷衍态度感到失望，他们能做的就是想办法保护好自己的孩子。课间休息时，只要在小白出现的地方，家长们都会拉着孩子到别的地方去。集体课上，由于无法回避和小白共处一室，家长们就会紧紧地盯着，一旦小白有动手的趋势，马上就把自己的孩子抱走或拉开。遇到几个小朋友配合做游戏时，和小白搭档的孩子家长往往一脸无奈，他们紧张地关注着小白的一举一动，如果有任何不好的举动，会立即隔离开小白和自己的孩子，以免挨打。在感觉统合训练课上，小白一出现，周围的家长会小声地告诉自己的孩子："离他远一点儿。"

妈妈也逐渐发现了其他家长对自己的态度，自己和小白无形中被排斥在大家之外。她感到委屈：自己也劝阻了小白打人的行为，况且他在打人后也会道歉，为什么大家就不能理解？后来，小白母子被孤立得更加明显：课间休息或者结束学习后，家长们三三两两地，或坐或站在一起聊天，孩子们在周围跑来跑去，而小白和妈妈则孤零零地坐在一边。

小白一期的训练快结束时，他的攻击性行为并没有多大的改变。他不再像先前那样非常激烈地去打人，而开始热衷于"奇袭"。他会速度很快地打某位小朋友一巴掌，然后迅速跑开，并为自己的突袭成功得意不已；在打了人，说完"对不起"后一个人笑嘻嘻地乐呵半天。他的突袭对象也不再局限于小朋友，甚至外面的陌生成人，他都想动手去打。个训课课间休息时，因为家长和孩子的有意回避，他很少能打到别人，导致越来越多的攻击行为发生在集体课上。习惯了这类情况的家长也像条件反射般，快速地拉开自己的孩子，或挺身而出保护孩子。过去还会和小白妈妈互相客气几句的家长，后来则是一句话也不愿意和小白妈妈多说，对于小白的道歉更是视而不见，有时候会直接地说自家的孩子："要你别去靠近小白，你怎么又不听？"

5.糟糕的变化

伴随着小白打人行为的发展，出现了一个糟糕的变化——有些孩子也出现了暴力行为。某些体格比较健壮的孩子在小白打了自己后，会抢起拳头回击或推搡他。一些家长不但不阻止，甚至还会鼓励："好样的！他打你，你就打回去。"妈妈看到小白被打哭，心疼地去哄他，而对方家长也会道歉："不好意思，对不起。我家孩子就是这样，他挨打了就会还手……"有的还会轻描淡写地训斥一下自家孩子："打人是不对的，以后不要打人哦！"到后来，有些年龄小的女孩子也在家长的教导下不客气地用暴力回击小白。小白被回击的次数多了，打人的强度也的确有所减少，但其他孩子的暴力行为却越来越多，一部分受到鼓励的孩子也开始使用暴力来获得自己想要的东西。对此，治疗师们感觉非常头疼，不得不分别和各位家长交流，建议使用更为灵活的社会化方式进行处理。

不久后的一天，家长们谈论起关于小白的事情：小白在外和人发生了矛盾，导致小白妈妈被打了。大概的情况是，小白妈妈带他去吃早餐，小白突然兴起，打了某个正在进餐的陌生男人一巴掌，他手中的食物都泼洒到了衣服上。男人非常恼怒地训斥他们，妈妈称小白还只是个孩子，让对方不要和孩子一般计较。妈妈的话让男人更加气愤，责怪小白妈妈作为大人，不管好自己孩子，只会要求别人不去计较。一来二去，小白妈妈和对方吵了起来，最后男人给了她一巴掌，并称自己可以不和孩子计较，但对于不管教孩子的大人却不能不计较。后来，小白妈妈红着眼睛带小白来上课，有好心的家长询问后，才知道发生的事情。大家唏嘘不已，有家长私下说，如果小白妈妈一直这么惯着他，类似的事情还会发生。毕竟，其他家长知道小白是孤独症儿童，可以理解和容忍他的行为问题，但社会上很多人是顾不得这么多的，加上小白妈妈偏袒的态度，的确很容易引起矛盾冲突。

6.选择离开

小白一期的训练结束后，妈妈明确地表达了对训练结果的不满。她觉得小白的行为问题并没有得到解决，认知方面也没有明显的提升，加上其他家长的态度，她最后选择带小白离开，去寻找更合适的康复训练机构。

其实，在治疗师的理解和干预下，小白还是有一定改变的，比如在个训课上他就能保持情绪的稳定，也很少有攻击性行为。但是，妈妈不稳定的情绪，加上对小白行为问题的不当处理，让小白没有觉得自己的打人行为有问题，导致他的攻击性行为愈演愈烈。到了后来，小白从攻击性行为中获得了一种快感，他非常享受这个过程：突然袭击某个小朋友—小朋友哭叫—说道歉的话—妈妈批评几句—其他家长带小朋友离开，整个过程变成了一个自己可预测、可控制的重复模式。

小白像大部分的孤独症儿童一样，也习惯于刻板重复的事物。打人的过程对他来说就是某种相对固定的模式，就像按剧本演出一样重复、精准。加上在整个过程中，小白并没有什么感觉痛苦或不适的地方。妈妈的责备、自己的道歉，都没有造成特别严重的后果，这些责备、道歉最后就成为打人事件中无关紧要的固定流程而已。小白乐此不疲地重复着这个过程，而部分孩子的还击打乱了他的剧本模式，让他感受到疼痛、不舒服，因而让他对某些孩子停止了打人的行为。但是，他很快又找到了弥补的方法，即把打人的强度降低，改为突然袭击，得手后就跑开，后续的结果都是他可以预测的，既不存在严重后果，还大大回避了被其他孩子打的痛苦。于是，小白在新模式下继续着自己的不良行为，可以预见的是，如果不进行干预，在一段时间内他的行为都不会得到明显改善。

像小白这类的攻击性行为在孤独症儿童中非常常见。由于家长焦虑的催促及琐碎的责备，加上高强度的学习训练，会让这类孤独症儿童的情绪受到影响，使其感到疲倦和烦躁。而且他们很难识别和表达自己的情绪，有些孩子就会采用暴力行为来缓解自己内在的巨大压力和焦虑。当然，这也可能和孤独症的刻板思维有关，这种行为就和重复某种刻板行为以获得某种满足是一样的。

训练方案

大部分孤独症儿童习惯于刻板重复的事物，这与他们的执行功能障碍有关。比如孤独症儿童打人，有可能就是他们喜欢定式的特性导致打人的过程成为可重复的事情之一。打人的过程对他们来说就是某种相对固定的模式，他们每次都在动手时预期了某种可重复的后果，一再地重复该行为就可以获得他们预期的后果，慢慢就变成一种可控制的、令人满足的行为模式。如果家长对这种行为处理不当，就会导致孩子不断重复该行为，不良的行为不断得到强化，最终形成了刻板重复的"暴力对对碰"模式。

二、相爱相杀的母女

1.被强迫的亲近

和小白一样存在行为问题的孤独症儿童有很多，小蝴蝶就是其中一位，但她的情况和小白相比较又有所不同。

小蝴蝶是个非常可爱的小女孩，乌黑的大眼睛、白里透红的脸蛋、红嘟嘟的小嘴、黑黑的长头发、走路摇摇晃晃的，漂亮可爱的模样让人忍不住想去抱抱。小蝴蝶是在3岁多时开始进行康复训练的，她可爱的模样也非常招人喜爱，大家常常会不自主地去关注她。

漂亮可爱的小蝴蝶曾经非常令妈妈引以为傲。然而，随着小蝴蝶的逐渐长大，她的语言、行为问题越来越多，以致妈妈不得不带她来到医院就诊。小蝴蝶被诊断为孤独症后，妈妈也因此陷入了忧郁的情绪。小蝴蝶刚来时还不会说话，妈妈整天唉声叹气，担心她会变成没有语言能力的小哑巴。小蝴蝶进行康复训练后，妈妈也同时在积极地寻求各种能治愈小蝴蝶的方法，她四处地活动着：询问训练效果明显的孩子家长有什么经验，请教不同的治疗师怎么处理小蝴蝶的有关情况，也会到其他的康复机构去探查有没有什么好的治疗方法，甚至去关注一些偏方小广告……

　　妈妈对小蝴蝶的一言一行非常关注，时刻想要去纠正她的各种问题。如果她和小蝴蝶说话，小蝴蝶没有什么回应时，她会一直絮絮叨叨地责备小蝴蝶不理人，说教她应该如何如何做。她觉得小蝴蝶问题太多，几乎看不到改变和希望。小蝴蝶的个训治疗师建议她多关注一下小蝴蝶的学习情况，每次个训课上好好观摩学习，回家后带小蝴蝶进行巩固练习，而不应将希望寄托在一些明显不太靠谱的方法上。同时，治疗师也建议妈妈少些念叨，避免给小蝴蝶增加心理压力。但是陷入悲观情绪的妈妈看不到小蝴蝶的点滴进步，始终将注意力集中在小蝴蝶无法达到的能力上。

　　当小蝴蝶能开口发音时，妈妈慨叹她不能说出词语来；当小蝴蝶能说出词语时，她又觉得小蝴蝶的词汇量太少；当小蝴蝶掌握一些词汇时，她着急于小蝴蝶什么时候能说出句子；当小蝴蝶可以含混不清地说出简单的短语时，她要求小蝴蝶的发音更加清晰、准确……无论小蝴蝶有怎样的进步，妈妈都似乎视而不见，她总是一边陪着小蝴蝶训练，一边唠叨、批评着小蝴蝶的差劲……同时，妈妈经常会羡慕地看着周围的孩子，总觉得别人家的孩子进步很大，能力也不错。妈妈一方面对小蝴蝶忧心忡忡，觉得她能力差、进步小，没有希望，无法稳定、安静地陪伴小蝴蝶进行训练；但另一方面，在训练之外，回到家，她不愿再多花一分钟时间带小蝴蝶去进行巩固练习、家居训练。

就这样，在妈妈的唠叨、叹息声中，小蝴蝶慢慢地进步、成长着，但是随着她能力越来越好，情绪却变得越来越糟糕，尤其是和妈妈在一起时。从刚来时不情愿被妈妈牵着手，被妈妈训斥后勉强能让妈妈牵一两分钟，慢慢发展为激烈抵触和妈妈在一起。当妈妈伸手去拉她时，她会躲闪开，一个人蹦蹦跳跳地到一旁玩儿。如果妈妈强行要将她拉在身边，她会扭动着身体，拉扯着摆脱掉妈妈。对此，妈妈非常气恼，总觉得她和自己不够亲密。其实，在小蝴蝶被确诊为孤独症之前，妈妈对此并不会太介意。而现在的她非常执着地希望小蝴蝶能像正常的孩子一样，能和自己亲密地待在一起，和自己开心地玩儿游戏。有时候，妈妈在生气时会强行要求小蝴蝶待在自己身边，拉着她的手，或抱住她的身体，不许她离开自己。但这样的亲密行为反而激起了小蝴蝶更强烈的反抗，她会异常抗拒地推开妈妈的手和怀抱，大声地尖叫，甚至用手去抓妈妈的脸，或使劲儿捶打、踢踹妈妈，直到妈妈受不了而松开手。离开妈妈的控制范围后，小蝴蝶的情绪一会儿就平复了下来，在不太远的地方，独自开心地跑跑跳跳着。

2.攻击性行为的扩大

孤独症儿童本身存在情感缺陷，他们难以和周围人甚至父母建立亲密的情感联结，有些儿童还存在严重的触觉问题，难以忍受身体的接触，不愿和父母亲近，总是和他人保持一定的距离。

小蝴蝶以前只是不情愿被妈妈牵着手，现在则会主动地推开妈妈，她似乎越来越清楚地表现出对妈妈的排斥和抵触，尤其是不愿意有亲密的接触。实际上，小蝴蝶并不是真的讨厌妈妈，她自顾自玩儿的时候也会不时看向妈妈所在的方向；如果妈妈离开原来的位置，她也会跟上去，靠近妈妈，但又保持一段距离。小蝴蝶只是因为某些原因，无法和妈妈亲密地接触。

妈妈并不能理解小蝴蝶不愿亲近自己的表现，她难以接受女儿的疏离，并希望去改变她的孤僻行为。为此，妈妈经常会强行拉着小蝴蝶贴近自己。然而，小蝴蝶的抗拒越来越激烈，还出现了攻击性行为，如推搡、抓挠、捶打、踢踹等。妈妈的表现也很急躁，她会拉拽着小蝴蝶，大声地训斥她不听话、不懂事、一个人到处乱跑等。后来，小蝴蝶的攻击性行为越来越多，她会双手挥舞着抓挠，或拳打脚踢，还出现了向人吐口水的行为。

慢慢地，小蝴蝶的行为逐步扩大到妈妈以外的其他人。当她情绪不太好，或感觉有人想要接触自己时，她会用各种方法去攻击别人，直到周围的人远离她或者她自己的情绪平复下来为止。于是，集体课成了重灾区，小蝴蝶会袭击靠近她进行合作游戏的小朋友。在歌舞环节，当妈妈要拉着她加入到小朋友们中一起跳舞时，小蝴蝶会挣脱妈妈，跑到教室的另一端远远地站着；当妈妈靠近时，又会跑到另外一端，始终警惕地看着妈妈。妈妈往往会强硬地拽她过来，拉着她的手去跳舞。每当这时，小蝴蝶就会大声尖叫，用力捶打妈妈，并向她吐口水，直到妈妈实在忍受不了将她放开。她就会开心地跑远，停留在教室的角落笑嘻嘻地看着妈妈，独自跟着音乐摇摆。有时候，妈妈会被小蝴蝶打疼，生气地离开教室，小蝴蝶又哭喊着追出去，努力保持一定距离地跟在妈妈身后。有些家长私下感慨，小蝴蝶和妈妈真是一对相爱相杀的母女啊！

起初，妈妈最关注的是小蝴蝶的认知和语言能力，但小蝴蝶的攻击性行为越来越严重，已经严重影响到周围训练的孩子。集体课上，小蝴蝶的大声尖叫、四处乱窜干扰了上课秩序；或者她向妈妈吐口水、拳打脚踢时难免波及他人；更不用说她烦躁时会突然攻击其他孩子；这些都引起了不少家长的反感，有的家长向机构领导提出了抗议。小蝴蝶的妈妈非常无奈，只能求助于治疗师。

3.治疗师的建议

治疗师分析了小蝴蝶的攻击性行为发生前后的事件、频率以及强度，又查看了小蝴蝶的各项评估结果后，向妈妈解释了可能的原因。

小蝴蝶本身就存在触觉敏感的问题，她很难接受别人的接触，尤其是皮肤的接触，会让她感到难受。妈妈强迫小蝴蝶和自己亲近，这让小蝴蝶很抵触，她会反抗妈妈的拥抱，其实她抗拒的是令她感到痛苦的触觉感受，并非妈妈的爱。在小蝴蝶进行康复训练之前，妈妈是比较宠溺、放纵她的，所以她的抵触表现得不是非常明显。当进入高强度的康复训练后，妈妈每天的强迫接触行为让她感到异常的惊恐和厌恶，并激化了她的抵触行为。

妈妈的情绪也是导致小蝴蝶情绪和行为问题的重要因素之一。妈妈不断地指责、批评以及念叨，让小蝴蝶感到很烦躁、排斥，却无法找到合理的疏泄途径。当她发现攻击性行为可以让自己感觉很好时，她便选择了使用这样的方式去减少自己的压力、烦躁和焦虑。

治疗师给了妈妈几点建议：1.加强感觉统合的训练，尤其是触觉方面，需要增加强度，除了在机构进行感觉统合训练外，还需要在家里坚持训练；2.减少与小蝴蝶的身体接触，不强迫她和妈妈亲近，在危险或必要情况（如过马路）时提前进行说明，当危险解除或情况变化后立即解除控制或松开接触；3.建议妈妈调整情绪，改善焦虑、急躁的情绪，平静地面对小蝴蝶的各种问题，接受康复训练是一个长期的过程；4.多与治疗师沟通联系，多关注小蝴蝶的进步，减少对她的批评指责；5.和治疗师配合，制订行为改变计划，在小蝴蝶出现严重的攻击性行为时，配合治疗师保持一致地对其行为进行处理。

同时，治疗师们在全体讨论后决定大家保持一致，除了一些必要情况，尽量减少与小蝴蝶的身体接触；并采用柔和、舒服的方式与小蝴蝶互动，让她学会暴力以外的表达方式。治疗师们也向各位家长解释了小蝴蝶的情况，并请他们在和小蝴蝶互动时，以语言、表情为主，减少和她的身体接触，并有意识地引导自己的孩子不要主动去招惹小蝴蝶。

4.令人高兴的改变

治疗师调整了小蝴蝶的训练计划，增加了触觉训练项目及强度。集体课上，治疗师不会主动去拉小蝴蝶，也会提醒妈妈和小蝴蝶保持距离。治疗师会使用夸张的表情和笑容吸引小蝴蝶的注意，让她在感到比较舒适的地方配合进行歌舞互动。对于某些游戏环节，治疗师会提前向小蝴蝶说明游戏内容，并且告诉她，如果好好做，就会有奖励；如果有打人、吐口水的行为，会被禁止参与游戏。一般情况下，治疗师会和小蝴蝶一组合作进行互动游戏，当她突然出现攻击性行为时，治疗师会及时阻止，严肃地说明不可以打人，并按照之前的约定执行，取消零食的奖励。

个训课的治疗师很早就关注到了小蝴蝶的触觉问题，并采取了一定的措施，这让她在个训课上的情绪基本都比较稳定。在集体课进行调整的同时，个训课的治疗师也配合着进行了情绪感受的认知学习，让小蝴蝶能够在烦躁时理解并命名自己的情绪，根据自己的需求使用简单的词汇及时地进行表达。课间休息时，家长们会和小蝴蝶说话，有时候会给她一些小零食、玩具，但避免或减少了身体接触，其他孩子也在家长的要求下减少了和小蝴蝶拉扯等身体接触行为。妈妈也表示愿意配合，不仅减少了念叨、责备，也有意识地控制自己不去拉扯、拥抱小蝴蝶。集体课上，妈妈基本上退到小蝴蝶后面，只是在旁边关注她，在她有需要时才靠近。

让人惊喜的是，一段时间后，小蝴蝶的行为发生了变化。最明显的是集体课，每次的歌舞环节，小蝴蝶不时地看看坐在另一边的妈妈，很开心地自己跟着旋律舞蹈，很少再出现攻击周围小朋友的行为。做游戏时，她可以在治疗师的辅助下，和小朋友进行不接触身体的简单互动。如果妈妈不主动去拉扯她，她可以安静地坐在妈妈前面的椅子上；一旦妈妈强行去拉她，她就像被压住的弹簧一样，立刻出现攻击性行为。在个训课上，治疗师对小蝴蝶的点滴进步和良好行为进行了表扬和鼓励，受到表扬和吃到喜欢的零食，这让小蝴蝶非常开心，她的情绪也能保持比较稳定的状态。课间休息时，没有痛苦的干扰、没有妈妈的批评指责，小蝴蝶对其他小朋友的态度也很平静，主动突袭的状况明显减少，有时候还可以和几个小朋友坐在地上，各自玩儿着自己的拼图或平板电脑。真是让人感到高兴的改变啊！

5.没能解决的问题

非常遗憾的是，妈妈在坚持了一段时间后，似乎坚持不下去了，又回到了过去的模式。她依然会絮絮叨叨地斥责小蝴蝶的各种问题和不足，在集体课上强行拉她到自己身边，即使治疗师再三提醒她，这样做小蝴蝶可能感觉不太好，她还是会忍不住如此。

治疗师们发现，需要亲密关系的不是小蝴蝶，而是妈妈。妈妈需要小蝴蝶待在自己身边；需要小蝴蝶随时回应自己的要求；需要小蝴蝶时刻需要自己，依赖自己；需要小蝴蝶能按自己期望的那样和自己成为人人羡慕的和和美美的母女……所以她才会用各种方式去要求、控制小蝴蝶来满足自己的需求。因此，影响小蝴蝶的除了孤独症的症状外，还有妈妈自身的问题。

可以想象，小蝴蝶的行为问题又回来了，科室里也再次出现了小蝴蝶和妈妈尖叫、乱窜的场景。虽然之前的行为处理有效，但小蝴蝶的妈妈这次坚持要用自己的方式来解决，她仍然使用强迫的方式要求小蝴蝶去改变，同时会带着她四处去尝试各种稀奇的训练方法。最后，妈妈因为不满小蝴蝶的表现，认为她的进步不大，选择离开这里，去了一家自称可以彻底治愈小蝴蝶的机构。

小蝴蝶的故事提示我们，孤独症康复训练中家长是非常重要的存在。如果家长不能进行主动学习，调整自己的思想和行为，改变某些不当的互动模式，很可能无法理解孤独症儿童的表现，难以给予孩子真正需要的成长助力。一味坚持己见的结果也许并不是进步，而是停滞不前或出现新的问题。

训练方案

对于孤独症儿童的康复训练而言，治疗师只是引路人，家长、家庭才是主力军。有了家长参与的康复治疗，孤独症儿童才会有更大的进步可能。孤独症儿童本身的能力水平很重要，但家长对孩子、康复训练的态度和配合程度更为重要，对儿童康复效果的影响很大。对此，我们建议家长在陪同孩子进行康复训练的同时，需要有意识地提升自己，学习相关知识、技能，调整不当的教育模式，和治疗师配合，齐心协力、共同应对处理孩子的各种问题。若能如此，在孩子进步的同时，家长也定会收获成长的喜悦！

三、家长的态度与陪伴

小白和小蝴蝶可以说是不太成功的训练案例。对于治疗师来说，会觉得非常遗憾！这两个孩子的基础能力都不算太差，通过康复训练也都有所提升。按照这样的情况，如果有科学的康复训练计划，加上家长、家庭的配合，他们其实完全有可能走得更远，会有更大的发展空间。但是，因为行为问题的一再困扰，而行为干预又无法贯彻执行，造成了行为问题难以解决，甚至愈演愈烈，最终家长对疗效感到失望，选择离开了训练机构。

小白和小蝴蝶的离开让人唏嘘，这其中有孩子自身的问题，也有家长的心态问题，更有家长的能力、配合问题，综合作用下造成了疗效不佳的结果。就个人工作经验而言，凡是康复训练效果好的孤独症儿童，没有一个孩子的家长是不配合的。这些家长们努力学习相关知识，使用科学的方法进行训练，并积极调整自己的心态；除了配合治疗师外，还将训练机构里学到的内容、方法延续到了家庭生活中，从而有效保证了康复治疗的效果。

孤独症儿童本身的症状是很重要的问题，但是父母的态度和行为方式也非常重要，有些甚至会影响到孤独症儿童的康复效果。对此，有经验的治疗师都认为，和治疗孤独症孩子相比，有时候更困难的是做好父母的工作。他们是配合还是牵制治疗，这个难题有时候超过了孩子的问题本身。我们需要认识到很重要的一点：孤独症儿童康复治疗的疗效，除开孤独症儿童自身因素外，还和家长有着密切相关的联系！为了孩子们长远的发展，请家长们放下自我，做个认真学习、努力配合的"好学生"，陪伴孩子共同成长！

11

我不想长大

高年龄孤独症儿童的
社会适应情况

孤独症儿童如果在幼年时没有接受专业的康复训练，进入青春期后，除了孤独症自身的症状表现，加上激素水平的影响，他们会出现激烈的情绪、行为问题，此时再进行康复训练难度较大，疗效也有限。有时我们还需要通过药物进行对症治疗。此外，培养他们找到兴趣爱好，找到一些可以和外界进行沟通的方式，也是协助高年龄孤独症儿童适应社会生活的方法之一。

来到康复机构进行训练的孤独症儿童，大多年龄比较小，很少会有七八岁以上的孩子。

与幼儿时期相比，高年龄的孤独症儿童由于受到大脑发展的限制，基础能力不佳，在七八岁后即便经过康复训练也很难在能力方面获得明显的提升。与此同时，他们还可能出现一些新的问题，突出表现在情绪、行为、社交等方面。至于未来能否融入社会及独立地生活，也与他们自身的基础智能水平、早期是否接受了专业的康复训练有关。随着年龄增长，尤其是进入青春期后，有些低龄时期通过密集训练就可以处理、改善的问题，此时已经非常难进行干预处理了，甚至可能会成为长期固着的问题。对于这些高年龄的孤独症儿童，有些必须进行更精准、漫长的行为干预处理，有些还需要借助于药物。因此，每位治疗师都会对低龄孤独症儿童的家长再三强调：及早诊断、及早干预，不要观望等待，马上开始训练，长期坚持，这样孩子的预后才会比较好。

从儿童青少年精神科，到儿童康复科，我前后接触过几位青春期的孤独症少年，他们的预后都不甚理想，主要原因都是在幼年时未能及时得到专业的诊断与干预。一部分家长对孩子是孤独症的事实难以接受，他们选择逃避，不愿意面对，导致孩子年幼时就没有接受专业训练或者接受专业训练的强度、时间不够，最终难以适应社会。看着慢慢长大的孩子，家长们都不免心生感慨："真是不想他长大啊！"的确，如果孩子不长大该多好啊，长大了就不得不面对现实的世界：需要独立地生活、需要融入社会、需要考虑如何生存……而对存在重重问题的孤独症青少年的家长而言，可谓忧心忡忡，感到前路茫茫！

一、狂风暴雨

1.12岁的彬彬

彬彬是一位12岁的小男孩，已经上小学五年级，他从小就开始进行康复训练，也具备了一些认知能力。但他的认知和语言表达能力都比较有限，社交互动也比较困难。对彬彬而言，最困难的是情绪问题。他在情绪好的时候能与人进行一两句简单的对话，情绪不稳时要么沉默不语，要么像火山爆发、难以控制。他并不能正确地识别和表达情绪，行为也非常不稳定，前一秒还玩儿得很开心，后一秒突然暴怒起来；他会摔打身边的物品、大力扇自己耳光或捶打自己的头部，有时还会突然攻击身边的治疗师、家长或其他人。谁也不知道那一刻发生了什么，只能猜测可能有什么事情让他突然感到生气。有时候，我也会试着去帮他表达情绪，当我说："彬彬生气了，非常生气啊！所以会把笔扔掉……"他会嘟囔着说："生气了，生气了……"有时候，暴怒的情绪可以在我的替代表达和安抚下慢慢平复，但有时候他会对我的话充耳不闻，仍旧陷入狂怒的情绪之中无法出离，我们也只能请周围人都离开，避免受到伤害。

一般而言，孤独症儿童都存在内向性思维，他们的内心有着很多感受和想法。当他们体会到这些感受，尤其是负面情绪，如果不能及时地进行识别和表达，这些强烈的情绪会在内心累积，会以某种不恰当的方式突然表现出来。于是，我们会经常看到孤独症儿童一个人突然咯咯地笑起来。也许，他可能突然想到了几年前一件开心的事情，让他感到很开心。而当孤独症儿童突然想起了过去某天或某次的痛苦记忆、感受时，他们会陷入这种强烈痛苦的情感之中，仿佛置身于当年的情景之中，难以出离。他们会在没有任何外界刺激的情况下突然大哭起来，或者一下子变得像咆哮的狮子一样，暴怒地想撕毁周围的一切。

我曾经问过一位语言表达比较好，经常哈哈大笑到完全停不下来的孤独症儿童："小胖，你在笑什么？是想到什么好玩儿的事情了吗？"他说："是的，好笑。"我再问他："是什么？可以告诉老师吗？"他思考了半天，回答道："就是那个太阳……哈哈哈哈哈……圆的太阳……哈哈……"在小胖的思维里，应该是有某种画面，让他仿佛身临其境，觉得非常有趣，所以会止不住地大笑，但他又难以使用语言描述出来。小胖突然大笑的原因让我们理解起来很困难，试想看到一轮圆圆的太阳，普通人会觉得好笑吗？可是孤独症儿童眼中的世界，和我们眼中的世界大相径庭，应该是一种很特别的存在吧！

2. 突然的爆发

彬彬突然爆发的情绪有时会非常激烈。一次，他突然冲到走廊上哭着大喊大叫，要掀翻走廊上的座椅，并用力捶打过道里的置物柜。柜门被砸破，他的手被木头碎片划伤，手掌鲜血淋淋。但彬彬浑然不觉，似乎陷入狂风暴雨般的状态，四处砸摔周围的物品，甚至捶打劝阻他的治疗师。那一刻，他似乎想摧毁周围的一切。

最后，几位治疗师合力将他带到四周有软包的感觉统合训练室，以减少他对自己和他人的伤害。彬彬像一头狂暴的狮子，吼叫着从训练室的一头冲到另一头，扑到墙壁上捶打，又将各种感觉统合训练器材用力地向四周摔打着、丢砸着。当他发现这些行为没有造成什么实质性的破坏时，他哭喊着拼命地蹦起来，再将自己重重地砸落在地上。沉重的撞击声，让旁人听起来都感觉到疼痛。但彬彬似乎毫无痛觉，他用力地跳起来再把自己摔下去，一次又一次。当他感觉地板没有那么硬，他开始去撞墙；一阵重重的咚咚作响后，他发现墙也是软的，就开始使劲儿地握拳捶打自己的头，扇自己耳光。

他完全无法控制自己的情绪，一边哭喊着，一边用力发泄着，像要把内心某种可怕的情感扔出体外。我和另外一位治疗师担心他伤到自己，趁他哭累了稍微安静的片刻，一边努力用语言安慰他，一边连哄带拉地把他带到海洋球池，让他待在球池里面。彬彬陷在海洋球池里，不再打自己，转而将球池里的球一把把抓起来丢出去。这样的行为至少比打自己和摔东西造成的伤害小，我们在旁边小心地陪着他，直到一个多小时后，他才慢慢平复下来。

事后，我仔细回顾了当时的情景。爆发前的彬彬正在画画，看起来情绪还不错，还愿意和我交谈几句。突然，他毫无征兆地开始大哭。我试图和他沟通，并确认他当时的情绪。但他很快就陷入了自己的世界，不听我的任何语言；一把掀翻了桌子，拉开门冲了出去；然后开始打砸东西，或去追打遇到的任何人。在整个过程中，彬彬仿佛处于一种被隔离的状态，完全听不到周围人的话，他如同被梦魇控制了的孩子，陷在了可怕的梦境中，不断嘶吼、哭喊、捶打、发泄，用各种激烈的方式与可怕的梦魇斗争，想把这些强烈的感受击碎并丢出去。

彬彬的这种情况比较严重，他有大量的自伤、伤人、毁物的行为，随时都可能爆发，且没有任何的原因和先兆，也难以预防或干预。在他爆发时，别人只能尽量地减少他的破坏性，以及避免他伤害到自己、他人。彬彬的那次爆发令我记忆深刻，在我十几年的儿童心理治疗、精神科临床经验中，是见过为数不多的儿童严重的暴力行为之一。

3.自己的世界

事后，通过和彬彬妈妈的详细交谈，我了解到一些新的情况。彬彬的爸爸工作非常忙，经常不在家，彬彬的生活起居都是由妈妈负责。由于不能接受彬彬孤独症的表现，爸爸总是对他表现出不满。爸爸一旦回到家，看到彬彬不顺眼的表现，往往会出手暴打他。彬彬也因此非常害怕爸爸，每当爸爸回家时，彬彬都会特别担心，小心地躲在角落里。每次挨过打，彬彬会一连几天都情绪不稳，也会出现攻击他人或摔打物品的情况。如果爸爸有一段时间不在家，他的情绪行为问题可能就会稍微好一些，打人毁物的情况也会有所减少。爸爸是家庭的核心人物，他发脾气时妈妈不敢上前阻拦。爸爸不能接受彬彬，也不愿了解孤独症的相关知识，只是责备妈妈没有教育好彬彬。对此妈妈满心委屈，而又无力辩解。在她看来，爸爸很不喜欢彬彬，也不想听她的任何解释，只是觉得彬彬应该表现得像个正常的孩子一样，无法容忍他的种种孤独症表现。

这些信息的获得，让我明白，彬彬爆发时的表现和他爸爸有着很大的关系。也许，在爆发的那一刻，他回想起爸爸暴打自己时的可怕情景，陷入当时的情景无法出离。一方面彬彬哭喊着，四处奔跑，想逃离恐惧的情感；另一方面，彬彬又变成了爸爸，凶狠地打着自己，毁灭着四周的世界。但是，没有人能把他从陷入的恐怖暴力情景里拉出来，他完全被困在其中，就像平日一样，只能等"爸爸"打完后离去，才能平复自己的恐惧情感。

孤独症儿童和普通儿童一样，也渴望父母的爱，但是他们在理解世界和情感表达方面不同于普通孩子，往往缺乏理解他人情感和表达自己情感的能力。他们需要父母用更多的耐心和爱心，慢慢去理解他们，用他们感觉舒服的方式带着他们去理解自己及世界。这绝对是一项琐碎、复杂而又十分细致，不可假手于人的工作。除了父母亲自投入学习、实践，每天和孩子接触、探索、互动，没有任何捷径可以走。如果父母不愿意接受孩子的表现，不愿意去探索他的内在世界，只会离孩子越来越远，也只能让孩子困在自己的世界越陷越深，直至完全脱离现实世界，成为与我们的世界格格不入的"星星"的孩子。

爸爸的暴力行为只会让彬彬的情绪行为更加不稳定，由此衍生更多的暴力行为，也将彬彬推离出现实生活更远，使得他因为害怕而躲在自己的世界里，更加不愿意接触外界。相应地，他理解外界，和外界沟通的能力会更差，与外界接触互动的意愿会更少。

4.暴力的大山

还有一位叫大山的15岁男孩，他的情况和彬彬有些类似，但又存在着一些差异。大山的父母都是高级知识分子，大山从小就跟随留学的父母在国外生活，3岁时在国外被诊断为孤独症。大山在国外接受了有限的康复治疗，因为语言问题，加上保险等限制，每周只能接受几小时的康复训练，基本对大山没有太大的帮助。几年后，妈妈带着大山回国，开始四处寻找孤独症训练机构。十几年前，国内的孤独症康复治疗还不是非常普及，方法、技术也非常有限。妈妈还是为大山找到了当时国内为数不多的训练机构，进行了几年的训练。但大山回国开始训练时的年龄太大了，他的进步非常有限，而且他有很多突发的攻击性行为，机构无法再接受他，妈妈只好把他带在身边照顾。后来大山的问题越来越多，妈妈觉得自己很难控制他，尤其是他的攻击性行为，只好带他来到精神科进行治疗。

大山有众多孤独症的典型表现，缺乏语言，不与人接触，认知能力差，存在大量刻板、攻击行为，以及感知觉方面的问题。他不会说话，不和人进行交流，偶尔能蹦出几个词。他行为怪异，一年到头都喜欢戴着一副白手套，经常会重复做一些动作。有时，他会突然推翻房间里的桌子，把桌子上的东西摔到地上，或从窗户向楼下丢东西，房间里能撕破的东西基本上都被他撕成了碎片。大山有时还会突然冲出房间，跌跌撞撞地跑到走廊上，猛地掀翻走廊里的座椅；或者突然冲进办公室，看到什么就摔砸什么，以至于我们根本不敢让他和其他小朋友待在一起。有时候他还会突然拉住工作人员，要求摸对方的某个身体部位，比如眼睛、耳朵、手臂，如果对方拒绝，他会毫不客气地给对方一拳。其他小朋友经过他的房间时，他也会冲出去拉扯、攻击对方。大山的妈妈就像影子一样随时跟在他身边，一旦发现他有暴力行为就马上去阻止他，或者喊叫工作人员；有时候大山也会打妈妈，以致妈妈身上经常青一块紫一块。

　　尽管大山接受过康复训练，但是从专业角度看，他存在的众多问题并没有得到有效的控制和处理。比如他的攻击性行为，一直都在被妈妈阻止，但每次大山想做什么，最后几乎都达到了目的，无论是掀翻桌子还是把东西从窗户丢下楼。尽管妈妈会用纸杯代替茶杯让大山扔下楼，似乎减少了危险性，但是大山的行为实际上还是得到了允许。甚至妈妈有时候在阻拦无效时，会恳求我们："就让大山把凳子掀翻吧，如果毁坏了我赔给你们。他掀翻了就好了，就不会再闹了。"为了让大山不再闹腾，妈妈其实默许了大山的攻击性行为，每次都让大山达到了自己的目的，这些默许一次次强化了大山的行为，从摔小东西，到掀翻房间里的凳子、桌子，再到掀翻走廊上的座椅、办公室的桌椅，直到妈妈无法控制住他越来越强烈的攻击性行为。

　　大山的攻击性行为和他的感知觉问题、生活模式密切相关。他双手时时戴着手套，隔绝了某些触觉；他用棉花塞着耳朵，减少某些声音的干扰；他受伤了也不会去关注和进行处理，显示出他对痛觉的感知反应迟钝。这些严重的触觉、听觉、痛觉等问题如果发生在低年龄孩子的身上，是可以通过一定强度的感觉统合训练得到不同程度改善的。但15岁的大山显然已经错过了最佳的康复训练期，后期只能针对他的某些行为进行干预处理。此外，他去触摸别人身体的某些部位，说明他还是希望和他人有接触的，但他没能掌握正确的社交方式。而这些在低年龄的孤独症儿童训练中是非常常见的训练内容。

大山的妈妈还告诉我，家里没有人能照顾大山，也不敢让老人去照顾他。自己因为工作不得不离开家时，为了控制大山的行为，曾经有一段时间，她将大山用绳子拴在家里。每次回家，妈妈都会被邻居斥责，因为大山把家里所有能从窗户丢出去的东西都丢下了楼。回到家后，看到家里被大山摔得满地的碎片，大山手上、脸上都是被划伤的血迹，她常会忍不住抱住大山失声痛哭。

对于彬彬和大山这样严重的冲动攻击性行为，我们会使用少量的精神科药物，控制他们的暴力行为，避免他们伤害到自己、他人。一些国家的孤独症康复指南也列出了几种新型抗精神病药物，用来处理孤独症患者严重冲动攻击性的行为，以及协助孤独症儿童保持情绪、行为的稳定，进而能配合进行各项学习，改善增强其社会功能，以期能更好地融入社会生活。

彬彬和大山在使用精神科药物后，冲动攻击性行为都有明显的减少。彬彬可以安静地做自己喜欢的事情，平静地进行绘画，能与治疗师、妈妈进行部分的交流。大山掀桌子、推翻凳子的表现也有所减少。

高年龄的孤独症儿童，尤其是进入青春期的儿童，如果幼年没有经过有效的康复干预，有些孤独症症状已经比较固着了，他们很难在短期内改变。就像彬彬和大山，他们冲动攻击性行为的破坏性很大，会伤害到自己或他人，需要及时进行阻止。对于已经有严重的情绪、行为问题的高年龄孤独症儿童，使用普通的康复训练方法往往很难取得成效，需要辅助精神科药物治疗，在情绪、行为得到控制后再进行相应的康复训练。

训练方案

孤独症儿童如果前期缺乏有效的康复训练，某些行为问题没有得到改善，在成长过程中，这些行为问题可能会逐渐固着，到青春期或成年时会变得坚不可摧、难以撼动。当遇到像彬彬和大山这样有严重情绪、行为问题的孤独症儿童，我们需要使用精神科药物进行辅助治疗。当孩子能借助药物保持比较稳定的情绪后，他才有可能安坐下来，去关注外界的人和事，和治疗师一起学习、训练。对于高年龄的孤独症儿童，认知能力的提升不作为首要的训练目标，我们需要有更现实、清晰的目的，就孩子当前的情况，分析我们可以做些什么，哪些是他们急需掌握的基础能力。

二、奇特的感觉

1. 行为怪异的文文

和大山一样，一些能力不错的孤独症儿童也存在着严重感知觉问题。我接待过一位患有阿斯伯格综合征的小病人——文文。他被家人送来时，已经13岁了，上初中一年级。他存在着大量的怪异行为，经常自言自语或无故发笑、行为孤僻，在学校没有任何朋友，有几次暴力袭击同学的情况。老师怀疑他精神方面有问题，于是家人带着他来到儿童精神科进行诊断和治疗。

文文的门诊诊断结果是"可疑精神分裂症"。对于这个诊断，我持保留意见。结合我的工作经验，我感觉文文的情况和孤独症的表现有些类似，最后文文被确诊为"阿斯伯格综合征"。

像文文这样能顺利入学直至升入初中的孩子，往往很难考虑、发现以及诊断为孤独症，更多的会将其归咎于性格、情绪问题，甚至会认为是严重的精神障碍。我国缺乏专业的儿童精神科医生，现在有些实际上应该属于孤独症谱系障碍的儿童往往会被误诊为其他疾病，因而出现治疗效果不佳或者无效的情况。

文文刚来时经常一个人自言自语，手舞足蹈，或做些怪异的动作；和人在一起时也特别紧张，不敢去看人，说话断断续续。家长介绍说他自幼就行为孤僻，总是一个人玩儿，也很少说话。上学后虽然成绩一般，但他不吵不闹，比较安静乖巧，独自上学、放学和做作业，家长也没怎么操心。现在上初中一年级，数学还勉强可以，语文却经常不及格。由于他经常无故地自言自语，或突然地挥舞双手，让同学觉得很怪异，都不愿主动和他接触。家人因为要打理生意，没有时间顾及他。加上他也的确没犯什么大错，虽然成绩差点儿，至少也能混到小学毕业，就更没有关注他的问题。升到初中后，有些调皮的男生时常嘲笑他，甚至动手去逗弄他。开始时，他也会回避众人，被欺负得实在躲不掉时也只是害怕地尖叫。直到有一天，文文被欺负时突然爆发，异常暴力地将嘲弄他的同学压在地上，用双手掐着对方脖子死死不放，以至闻讯赶来的几位老师一同用力才将他拉开。这样的事情又发生了几次，他每次爆发时就像超人变身一般，一改怯懦、紧张的表现，会掀翻桌椅、摔打物品，把同学按倒在地……老师对他的行为很是担心，遂请家长带他去就诊。

2.文文行为的解释

文文的言行举止的确十分奇怪。在我们的几次交谈中，尽管他紧张得结结巴巴，我也并没有发现他有明显的精神病性症状。为了弄清楚他那些怪异举动的原因，我们交谈的内容，涉及了他的生活、学习，以及他感兴趣的事情，同时我每天也会抽时间悄悄去观察他的言行举止。随着时间的推移，他面对我时没有那么紧张了，基本上能和我进行比较流畅的交谈了。而他怪异行为的原因也越来越清晰，每个动作都可以找到相应的解释。

当文文在某个时候突然想到了什么，或脑海中突然出现曾经见过的某个场景时，他会沉浸在自己的思考中，自言自语地发表感慨，还会因为自己的思考哈哈大笑起来。我问他："你想到了什么？我看到你在笑。"他有时不理会我，自顾自地嘟囔着；有时会奇怪地问我："我想到了……你没有看到吗？"他使用的是"看"这个字，似乎在他的世界里，思维是用图画的形式呈现出来的。当他"看"到某个画面时，认为旁人和他一样，也能身临其境地"看"到这幅画面。因此，他并不会觉得自己的言行是怪异的，相反，他还不能理解身边人对自己的奇怪看法。而这些是不同于幻觉的，很多孤独症儿童的思维方式就是视觉模式。在他们的世界里，所有事物都以图画的形式存在，就像电影《自闭历程》中的天宝一样，她的记忆、思维甚至于整个世界都是以画面的形式存在。

文文的怪异动作之一——挥舞手臂，应归因于他嗅觉的敏感。他向我解释，他无法和人靠近，是因为他可以闻到每个人身上的味道，有些气味会让他讨厌作呕，所以会拼命挥舞双手，试图驱赶那些讨厌的气味。有一次，我们正在交谈时，他突然抽动鼻子，然后开始挥舞手臂，嘴里喃喃地说："什么味道？这是什么？……"我什么都没有闻到，只能询问他闻到了什么。他无法用语言描述出来，只是烦躁地挥舞着双手。我试图转移他的注意力，想换个话题和他聊聊，但几乎同时我闻到从医院旁的住宅区飘过来一股烧菜的焦煳味。我想确认一下，用语言向他进行了描述。他听后拼命挥舞着双手："嗯！嗯！太多（浓）了！太多（浓）了！"味道越来越浓，他的情绪也越来越烦躁；一边挥舞双手，一边间断性地憋气，想努力避免闻到这股味道。看到这样的情形，我带他离开了房间，来到闻不到气味的病房另一侧走廊，他深呼吸几次后，情绪也慢慢平复了。

文文的另外一个怪异行为——用手挡眼睛，则是因为他对光线敏感。有一次，我看到他用双手挡着眼睛，低着头一个人站在休息区的角落里。

我走过去叫他，他抬头看了我一下，又低下了头。我询问他是否不舒服，他有些焦虑："太阳……光线……眼睛不舒服。我要过去，她们不让。"我环视了一下周围环境，大概理解了他的意思。这个时间点正好阳光充足，大大的玻璃门窗使得整个休息区里都非常明亮。文文感到阳光非常刺眼，觉得眼睛不舒服，想回到自己的房间，但工作人员不允许。于是，他用手挡住自己的眼睛，待在光线稍微弱些的角落里。我带文文离开了休息区。进到我的办公室，文文感觉轻松多了。他向我说明了用手挡眼睛的原因，他从小就讨厌强烈的光线，尤其是太阳光，他的眼睛看到强烈的光线就很难受。所以，他很少在大晴天时出门，他更喜欢的是阴雨天，会让他觉得轻松舒服。无法避免时，他只能用手挡住光线，避免让眼睛感觉不适。我问他为什么不打伞，他说家人不允许，觉得男孩子打伞不太好，像个女孩子，而且在学校教室里的光线也很充足，总不能也举着一把雨伞上课吧！

随着我对文文的了解越来越深入，也慢慢找到他更多怪异行为背后的原因。比如，文文的触觉异于常人。他很少穿短袖衣服，不喜欢别人接触自己的身体，无论是拥抱还是拍打肩膀。哪怕熟人摸下脑袋，他都很排斥。当别人碰触他时，他感觉像针扎一样难受。但是他又渴望和人接触，所以他有时候会怪异地要求他人接触自己，比如他会要求父母用手指摸他身体的某一个部位，如他的胳膊，或者要求我用手指重重地点一下他的前臂。当我力度较轻时，他会惊恐地叫"疼"，只有比较重的接触，才会让他感觉比较好。

3.情绪识别与表达

文文和大山情况有些类似，他们都存在严重的触觉问题，同时又渴望身体的接触，因此都出现了怪异的行为表现。相比大山，文文的认知能力比较好，能更好地理解和面对某些情况，也能在一些情况下用语言向家长或较亲近的人进行表达。因为家庭环境的宽松，家人对文文没有太多的要求；对他的部分怪异行为，文文会进行自己的解释，他们也能够"理解"文文，觉得只要不太影响到别人，就不太管他的怪异行为。这让文文能自然地面对自己的各种行为，不会因为外界的环境而产生更大的压力。进到初中后，一些同学的挑衅行为，让他感到害怕又愤怒，而无法识别、表达自己情绪的文文，不能寻找到合适的途径进行表达或疏导，以至于压抑的愤怒最后终于爆发，出现了攻击他人的行为。

文文和大山都存在严重的感觉统合方面的问题。遗憾的是，他们年龄都比较大了，错过了感觉统合训练的最佳时间。我也只能从他们的行为入手，引导他们理解、认识自己的行为，并找到既能满足自身感觉需求，又不会给周围人造成困扰的沟通方式。

文文因为语言能力比较好，可以进行一定沟通，在我们不断的交谈中，我慢慢地教他学习识别自己的情绪。我帮助他去识别、命名常见的情绪；让他去熟悉它们，并学会表达。我告诉他，每个人都不一样，都有自己不同的感受和需求。我们尊重他人的感受，也需要表达自己的感受。如果你感到非常不舒服，可以大声地说出来，让对方明白你的感受，也许对方就不会再做出令你不舒服的行为了。

后来，有一个孩子故意逗弄他。文文躲了几次后，看对方还是一直纠缠自己，他感到非常难受，就按我说的方法，瞪大双眼，双手紧紧握拳，向对方大声地说："你不要再惹我了！我很生气，很生气！"对方大吃一惊，看到他一副快要暴怒的样子，就讪讪地说："你干什么啊！不过是开个玩笑而已，搞得要拼命的样子似的……"然后就走开了。文文将自己的愤怒表达出来后，看到对方就这么走了，一时愣住了。没有了他人的挑衅，文文的情绪也很快地平复了下来。事后，我表扬和鼓励了他，他也很高兴，告诉我："每次暴怒后都觉得身体非常累。"实际上，他也很不喜欢攻击他人时的感受。

孤独症儿童随着年龄的增大，某些问题可能会有所改善，比如多动、怪异的行为和运动能力……但也有些问题会因为各种原因而持续存在。比如文文和大山的感知觉敏感的问题、情绪识别的问题，这些问题持续存在，也影响到了他们的日常生活。

训练方案

高年龄的孤独症儿童如果存在感知觉的问题，因为受到年龄的限制，我们无法通过感觉统合训练进行干预处理，但是可以对认知能力还不错的孤独症儿童进行一些康复训练。比如，我们可以带他们认识到自己与众不同的特点，引导他们学会理解自己的问题，认识到自己在感知觉方面比他人更敏感一些、自己对情绪的识别会比较困难……有些问题可以针对性地进行部分训练，比如情绪认知的训练，还可以寻找可行的方式应对此类问题，协助儿童在可以接受的范围内与自己的症状共存。

三、世界的美好

对于孤独症儿童而言，如果他们幼年时缺乏有效的康复干预，随着年龄越来越大，他们会越来越难和周围环境相适应，周围的人也难以理解他们的行为表现。如果他们无法寻找到与现实世界沟通的方式，他们很可能就会深深地陷入自己的世界，处于一种与世隔绝的状态，对外界不会再有兴趣。

在有些文艺作品中，孤独症似乎在某些方面具有超常的能力，似乎每个孤独症患者都有某种超能力，还有人称之为"白痴天才"。其实，大部分孤独症儿童是没有超能力的，只有少部分孤独症儿童会具有某方面不同寻常的能力。

虽然没有超能力，但这并不妨碍他们去寻找这个世界的美好之处。为此，我建议家长们可以根据孩子的特点适当培养他们的兴趣爱好，他们也会借此获得情绪上的宁静，而有些爱好还可以延伸成为他们与外界沟通的桥梁。画画、拼图、天文、地理等，都可以成为他们的兴趣爱好。而每一位孤独症儿童父母要做的，就是努力寻找孩子的兴趣点，去帮助他在某一方面发展出有意义的兴趣爱好。

彬彬最喜欢的就是画画，他可以一张接一张不停地画，每当他画画时，情绪是最愉悦的，他的身体、表情放松，有时候还会哼唱上几句，这个时候的他几乎就像一个正常的孩子一样乖巧可爱。他画画的视角也不同于常人，比如炉子，我们往往从侧面入手，画出炉子和火苗；但他的视觉角度是俯视，从火苗中间向下看，以至我都没有看出来他画的是什么。他解释后我才明白，也有种被惊艳到的感觉。如果彬彬能得到一些指导，他的画也许能表现得更好。他看世界的视角，是非常不同于我们的。通过画画，他会让世人看到世界另外的一种表达，令人印象深刻。

还有一个叫阿虎的孤独症儿童，他最喜欢的是组装物品。地板时光室里面有各种玩具、物品，有一次阿虎在里面发现了还没有来得及组装的帐篷、围栏，他一声不吭地坐在地上开始组装。等我发现时他已经组装好了，这让我非常吃惊。后来我还发现，阿虎的空间结构视觉十分突出，凡是结构性组装物品，无论是平面的还是立体的，他都非常喜欢和擅长。比如拼图、根据图纸拼积木、搭建雪花片结构，他都能自己一个人安静地做很久。这让我想到网络上很受欢迎的一些模型，如果阿虎的妈妈稍加引导，或许阿虎可以成为一名优秀的模型制作者。

文文的爱好就非常特别了。他喜欢计算国内生产总值等经济数值，还爱看关于黑洞或恐龙灭绝等题材的图书。我给他带了几本动漫书，他翻看了一会儿就还给了我，并问我有没有关于黑洞或者恐龙灭绝的书。当文文第一次和我解释说明国内生产总值时，我真的一脸蒙，我从来没有想过怎么计算它。听着他说出的一系列专业词汇，尽管大部分是中文，偶尔夹杂几个英文缩写，我还是完全听不懂。文文看我听得很认真，他来了兴趣，拿出纸笔来给我演示如何计算。我勉强自己听下去，仍觉得这个实在是枯燥无味，而且和我们的生活关系不大。现实生活中除了政治学家、经济学家等专业人士，恐怕大部分人都不会有兴趣吧。后来，文文又谈到关于黑洞的一些知识，我更是觉得生涩难懂。我想，如果他遇到的是天体物理学爱好者，一定会如鱼得水、相谈甚欢吧。即使他无法成为天体物理学家，但他凭这一兴趣爱好肯定能认识许多有相同爱好的朋友，网络上有很多类似的论坛，对拓展他的社交范围、提升生活质量也是非常有帮助的。

有些家长会和我说，他们的孩子没有什么爱好，或者都是些不算爱好的小玩意儿。如果是这样，家长可以从小就观察孩子的兴趣点，试着去培养一两个有意义的兴趣爱好。

比如有些孩子喜欢撕纸，这当然不算什么兴趣爱好，但是如果引导孩子去折纸或剪纸，就有可能发展为一种有意义的兴趣爱好了。再比如，有些孩子对声音非常敏感，乐感非常好，那么可以培养孩子去学一种乐器。也有的孩子喜欢数学，擅长计算，可以让他们学习速算或心算。社会上也有不少这方面的各种比赛，有些孩子对数学天生具备超常的能力，这也许能让他们大放光彩。还有些孩子的嗅觉、味觉很敏感，如果他们对烹饪感兴趣，可以教他们做小点心、菜肴等，孤独症儿童的刻板行为一定会让他们非常完美地完成每道糕点或菜肴的制作！

兴趣爱好不一定都能成为每个孤独症儿童的职业，或者为他们获得经济收入，但是可以成为他们生活的一部分，可以让他们身处其中时感到身心放松、愉悦。借助这些兴趣爱好，他们可以体会到这个世界的美好，获得某种满足，还能通过兴趣爱好和周围有类似爱好的人进行交流、联系，拓展社交范围，能有更多的机会融入社会，体验和享受这个共同的世界！

训练方案

很多时候，家长会询问我如何提升孩子各种能力的问题，但是很少有家长会关注帮助孩子建立兴趣爱好的事情。其实，从长远来看，孩子终究有一天会长大，父母终有一天会离去，假如他自身的社交能力不够好，难以融入社会，他们靠什么保持良好的精神状态，又如何度过漫漫人生呢？所以，帮助孩子寻找并建立有意义的兴趣爱好，能让他们的人生之路走得不那么孤单，能让他们在自己的爱好中体会到心情的愉悦，让他们的生活质量变得更高。此外，他们还可以找到有类似兴趣的小群体，建立自己独特兴趣的社交圈，这也是一种拓展社交范围，融入社会的好方法！

四、多方合作，协同努力

随着时间的推移，我国比较早进行干预的一批孤独症儿童都已经渐渐长大了，有些进入了青春期，有些甚至进入了青年期。目前，高年龄孤独症儿童的康复训练是大家越来越关注的问题，残联也特地设立了高年龄儿童康复训练的补贴，希望能帮助到这些儿童获得更多的资源和成长。

对于这样的高年龄孤独症儿童群体，更需要强调多方的合作，由家庭、治疗师、医生、教师等构建立体的康复体系，协同努力，去帮助这些孩子和家庭。康复治疗师针对孩子的能力和现实问题与家长沟通，设立合适的学习目标，进行康复训练；家长配合治疗师，学习相关内容、技能，尤其是学会如何在家庭中进行运用、泛化；学校教师在了解孩子具体情况的基础上，根据孩子的能力安排学习内容，给予适当的支持和辅助，帮孩子更好地适应学校生活；医生根据部分孩子可能存在的合并疾病，如多动症、抽动症、癫痫等进行相关药物、医疗治疗，对某些过于严重的冲动、攻击、自伤行为也可以借助药物进行辅助治疗……

我们在关注孤独症儿童能力表现的同时，也要关心他们的长久发展，可以有意识地引导他们建立有意义的兴趣爱好，帮助他们获得更愉悦的体验，进而扩展社交范围，有更多的机会接触、了解外在世界，享受同一个世界不一样的美好！

附录一：关于自行评估、残联补贴、选择康复机构给孤独症儿童的家长几点参考

一、家长的自行评估

孤独症的早期发现、早期诊断、早期干预会对孩子后期的康复效果产生很大影响，但是很多家长因为缺乏专业知识，对于孩子的情况难以作出评判，往往导致一拖再拖，延迟了开始干预的时间。对于那些觉得自己孩子有些问题，又不太确定的家长，可以根据以下几种方式自行评估，如果发现问题，需要及时就医。

1. 发育水平的评估

简单而言，孩子在成长的过程中有一些关键点，我们称之为发育的里程碑。如果在某些生长发育的重要时期，孩子出现异常或者发育落后，家长就需要对其引起重视，注意观察孩子的情况，或寻求专业评估就诊。

一般1岁以内的孩子各方面的发育都非常迅速。以运动能力的发育为例，分为粗大运动和精细运动。粗大运动主要指大肌肉的运动，具体包括抬、翻、坐、滚、爬、走、跑、跳等。一般儿童在2个月左右会抬头，4个月左右会翻身，6个月左右会坐，7个月左右会翻滚，8个月左右会爬行，10个月左右可以站立，1岁左右可以走路，1岁半左右可以独立行走，2岁左右会双腿跳。精细运动主要是指手和上肢的运动，它也和视觉功能密切相关，有些精细动作需要手和眼睛（视觉）的相互协调。正常儿童4个月左右会主动张开手去抓握东西，6个月左右会将物品从一只手传递到另一只手，10个月左右可以用拇指和食指配合拿捏细小的物品，如小珠子、细

绳等。

再比如语言能力的发育。1岁左右的儿童会开始叫爸爸妈妈。注意这个会叫指的是能对应人物地叫，也就是能对着爸爸叫爸爸，对着妈妈叫妈妈，而不是单纯地发出爸爸妈妈的声音。发出的音只有具有指代意义才能算是语言，否则只能算是无意识地发出声音。2岁时，学会短语表达，包括主谓结构、动宾结构，如吃果果、妈妈抱等；4~5岁时已经上幼儿园了，这时具备了复述、叙述的能力，能和家人讲述发生的事情、听过的故事。

而认知方面的能力，儿童在8~9个月时能认知常见的物品，比如奶瓶、毛巾、皮球。即使这个时候还不会说话，孩子也可以使用身体语言表达出能识别这些物品，比如从一堆物品中拿出妈妈说到的物品，或者眼睛看向该物品的位置。1岁半时，孩子不但能指认出物品，还可以对其进行命名，能说出该物品的名字。

同样，社交能力的发展，8周左右的婴儿就会对妈妈表现出社交性微笑了；1岁左右有指认的动作，能指认物品，能对其他小朋友感兴趣，可以和小朋友待在一起各玩儿各的，能关注他人，主动模仿他人的动作或行为；2岁能表达明确的情绪，如害怕、高兴、生气等。

对于儿童各项能力的发育，有些孩子会早一些，有些会晚一些，这个没有固定的时间点。但是，如果某项发育落后正常发育时间段3个月以上，就提示孩子的发育水平落后，家长就需要关注一下。如果观察发现孩子发育的某些项目持续落后，就需要及时到专科医院进行评估就诊。

2.筛查量表的评估

因为孤独症的表现复杂，需要经过专业培训、具有临床经验的专科医生才能进行评估和诊断。对大部分家长而言，很难自行进行专业诊断，但可以参考一些比较简便的筛查量表，对照评估一下自己孩子的情况。

首先，《儿童心理行为发育问题预警征象筛查表》是由我国原国家卫生和计划生育委员会于2013年组织国内儿童心理、发育领域资深专家制定的我国基层儿科儿童心理行为发育问题的早期筛查工具。如果孩子年龄在6岁以下，可以按这个表格进行自评，如果任何1项不符合，都提示预警，意味着孩子有发育异常的可能；如果达到3项或超过3项，就需要到专业机构进行下一步的评估诊断。（见附录二）

其次，《孤独症儿童行为量表》（简称ABC量表），是克鲁格等人编制，1989年北京医科大学杨晓玲教授将其引进并进行了修订。主要用于8个月到28岁孤独症患者的筛查。家长可以按条目进行自评，如果感觉有很多项目，比如十几项都和自己孩子的情况相符合，就需要引起警惕，最好及时去专科医院就诊。（见附录三）

3.孤独症的专业诊断标准

孤独症是属于精神科的疾病，在ICD-10《国际疾病分类标准（精神与行为障碍类别）》和DSM-5《（美国）精神障碍诊断与统计手册》中有关于它的诊断标准，有兴趣的家长可以看一下。但是，这两个诊断标准都属于专业的精神科诊断标准，需要有一定精神科临床经验的精神科医师进行专业的评估、检查，才能进行相关的诊断和鉴别诊断，大家仅作为参考了解即可。（见附录四、五）

另需说明的是，ICD-10中关于弥漫性发育障碍中的Rett综合征，在近年通过研究，发现它是一种基因疾病，所以在DSM-5中，Rett综合征不再被归纳于孤独症谱系障碍之中。

目前关于孤独症的诊断，大多数都按照DSM-5的孤独症谱系障碍的诊断标准，即孤独症谱系障碍包括：早期婴儿孤独症、儿童孤独症、Kanner氏综合征、高功能孤独症、非典型孤独症、未特定的广泛发育障碍、儿童期瓦解障碍和阿斯伯格综合征。

二、残联补贴的相关政策

当孩子确诊后，需要及时进行康复训练。孤独症儿童的康复训练是个长期的过程，孤独症儿童家庭往往承受着很重的经济负担。对此，我国出台了相关的残联补贴政策，为确诊的孤独症儿童提供一定的康复训练的补贴。因为全国每个地区的经济发展水平不同，相应地区的残联补贴政策也有所差异，具体情况家长可以在网络上进行查询。

1.登录所在地区残联网站，了解政策，按流程进行申请

以湖北省为例，可以在网上登录湖北省残疾人联合会（省残联），里面有残疾儿童康复服务相关的政策和办理流程。比如武汉地区，因为武汉划分为几个区，每个区的流程、手续多少有些不同。如果不太清楚，可以先在网上找到孩子户籍所在地的残联办公电话，然后在工作时间段打电话询问具体情况。不只是孤独症儿童，湖北省的残联补贴还包括耳聋、智障、脑瘫儿童的康复训练补贴，都是可以按流程进行申报的。其他地区也是一样的，可以按照自己孩子所在地，在网络上寻找所在地残联的政策和办理流程，不清楚的可以直接打电话询问。

2.按当地残联要求在指定医院进行诊断

需要提醒的是，这些申请手续需要在孩子确诊之后才能进行。以湖北省为例，要求必须获得指定的国家三甲医院的疾病诊断证明，证明确诊孤独症，才能凭诊断证明去申请办理相关手续。具体要求要参照本地的残联要求。

3.了解残联补贴发放形式

另外，每个地区发放残联补贴的形式也有所不同，有些地区是一次性发放6个月或全年的补贴费用，有些地区是按训练时间逐月发放，有些

地区是按一期训练结束后发放补贴……这个也需要家长们询问清楚具体政策，才能做到心中有数，和训练机构协调好相关事宜，明确具体的康复训练时间和费用补贴使用情况。

三、如何选择合适的康复训练机构

对于选择合适的康复训练机构，每个家庭要根据自身的具体情况加以考虑。各地的残联都有一些指定的孤独症康复训练机构，这些机构有些是公立的，有些是私立的。除此以外，还有一些不属于残联指定的，但也在开展孤独症康复训练的不错的机构。家长们需要从长远考虑，结合自家的实际情况，作出合适的选择。

1.公立康复机构和私立康复机构的比较

公立机构相对而言比较中规中矩，开展的都是比较经典的康复训练项目和内容，康复训练项目规范，收费正规，整体费用会比较经济；私立机构比较灵活，有很多的康复训练项目或内容，除了主流的孤独症康复训练项目，还有些非主流的训练项目，家长选择的空间比较大，可以根据家长的需求增加训练项目和训练时间，整体费用相对比较高。

2.根据家庭经济情况进行选择

孤独症儿童的康复训练是个长期的过程，家长们需要充分考虑家庭的经济承受能力。如果家庭经济状况一般，建议选择公立机构进行康复训练，能长期进行训练，可以保证训练的效果；如果家庭经济实力雄厚，不考虑经济问题，可以选择比较有经验的私立机构，按照孩子的需求选择合适的课程进行训练。但是，需要提醒的一点是，经典的康复训练是重点，可以在保证经典的康复训练的基础上加选一些其他的训练内容，并不是上越多的课程越好，而是要选择适合孩子的、科学有效的训练项目。如果家庭经济不太宽裕，父母可以选择自学相关知识，参加某些机构的家长培训，然后自己在家带孩子进行康复训练。如果能长期坚持，也会比没有进行任何训练的效果好。

3.根据陪同家长情况进行选择

此外，还有陪同孩子训练的家长的问题，一般需要有一位家长全程陪同训练，同时学习相关知识，可以在家配合训练。如果父母其中的一位能陪同是最好的，实在不行，也要选择一位健康状况比较好、有一定教育背景、能接受学习新知识的祖父母进行陪同。这也涉及选择机构的问题，如果是父母带孩子，可以选择比较专业的机构，哪怕距离稍远一些，父母身强体壮，能带孩子过去上课，可以保证比较好的康复效果。但如果是老人带孩子，太远的机构对于老人来说，长期跑路身体难以承受，只能就近选择机构，有可能不是特别理想的机构，训练效果也会有一些差别。

4.根据孩子自身的情况进行选择

另外，也需要考虑孩子自身的情况。如果孩子身体虚弱，经不起长时间的路程奔波，可能就近选择机构会比较合适。如果孩子的生活作息和机构安排的课程很难协调，上课的时间正是孩子平时睡觉的时间，就会出现孩子到了机构上课就睡觉，下课就活蹦乱跳的现象，这样也会影响康复的疗效。

如果孩子刚开始训练，年龄比较小（3岁以下），只要训练机构采用规范的专业孤独症康复训练方法，治疗师有一定经验，基本上都会对孩子有所帮助，这种情况下家长可以有更多的选择空间，不一定要选择最好的机构。但如果孩子经过了一段时间训练，能力提升得不错，准备进入小学，或者已经进入了小学，面临新的适应问题，这时就需要经验比较丰富的治疗师了。教学方式也更加灵活，需要根据孩子的具体情况进行安排，教学上也要具有个性化特点。有些孩子自身智力、语言能力还不错，但由于年龄比较大（往往上小学后）时才发现并确诊孤独症谱系障碍，存在一些行为、情绪、社交问题。这样的孩子，康复训练的重点就不再是认识、语言的能力，而是对孩子情绪、社交能力的了解和引导了，需要更细致、专项的训练。这对治疗师的要求会很高，可能还需要配合儿童心理治疗，甚至药物辅助治疗。这样的情况就建议选择更专业一些的康复机构，至少治疗师需要有儿童心理治疗的经验，才能更好地理解和陪伴儿童工作。

5.康复训练机构的选择要点

对于机构的选择，抛开经济因素，需要关注的是该机构的康复训练水平，该机构的资质如何？训练项目是否符合主流的孤独症康复方法？能否提供针对孤独症的专项训练项目？治疗师的教育背景如何？是否经过孤独症康复训练的专业培训？治疗师的教学经验如何？参加孤独症康复训练工作多久了？机构是否定期对这些治疗师进行培训或考核？如果可以，家长们也可以问问其他训练儿童的家长，侧面了解一下相关的机构、教学、治疗师的情况，能对家长的选择有所帮助。

总之，每个孩子的年龄、能力不同，每个家庭的经济状况、人员安排不同，每个机构也都有自己的优势和不足，需要各位家长根据自己家庭、孩子等情况综合考虑，权衡利弊，谨慎选择。

附录二：儿童心理行为发育问题预警征象筛查表

请在符合情况的选项后勾选。

年龄	预警征象		年龄	预警征象	
3月龄	1.对很大声音没有反应 2.逗引时不发音或不会微笑 3.不注视人脸，不追视移动的人或物品 4.俯卧时不会抬头	☐ ☐ ☐ ☐	6月龄	1.发音少，不会笑出声 2.不会伸手及抓物 3.紧握拳松不开 4.不能扶坐	☐ ☐ ☐ ☐
8月龄	1.听到声音无应答 2.不会区分陌生人和熟人 3.双手间不会传递玩具 4.不会独坐	☐ ☐ ☐ ☐	12月龄	1.呼唤名字无反应 2.不会模仿"再见"或"欢迎"的动作 3.不会用拇指和食指对捏小物品 4.不会扶物站立	☐ ☐ ☐ ☐
18月龄	1.不会有意识叫"爸爸"或"妈妈" 2.不会按要求指人或物 3.与人无目光交流 4.不会独走	☐ ☐ ☐ ☐	2岁	1.不会说3个物品的名称 2.不会按吩咐做简单的事情 3.不会用勺吃饭 4.不会扶栏上楼梯/台阶	☐ ☐ ☐ ☐
2岁半	1.不会说2~3个字的短语 2.兴趣单一、刻板 3.不会示意大小便 4.不会跑	☐ ☐ ☐ ☐	3岁	1.不会说自己的名字 2.不会玩儿"拿棍当马骑"等假想游戏 3.不会模仿画圆 4.不会双脚跳	☐ ☐ ☐ ☐
4岁	1.不会说带形容词的句子 2.不能按要求等待或轮流 3.不会独立穿衣 4.不会单脚站立	☐ ☐ ☐ ☐	5岁	1.不能简单叙说事情经过 2.不知道自己的性别 3.不会用筷子吃饭 4.不会单脚跳	☐ ☐ ☐ ☐
6岁	1.不会表达自己的感受或想法 2.不会玩儿角色扮演的集体游戏 3.不会画方形 4.不会奔跑	☐ ☐ ☐ ☐			

本表由原国家卫生和计划生育委员会组织研发。家长在进行自评时，请在符合自己孩子的情况选项后的方框内勾选，有3项或超过3项符合，就应该去医院寻求专业评估诊断。

附录三：孤独症行为筛查量表（ABC）

以下条目如与儿童情况相符合，就请在相应编号旁打上"√"。

序号	项目	分数	评记
1	喜欢长时间自身旋转		
2	学会做一件简单的事，但很快就忘记		
3	经常没有接触环境或进行交往的要求		
4	往往不能接受简单的指令（如坐下、过来等）		
5	不会玩儿玩具（如没完没了地转动、乱扔、揉捏等）		
6	视觉辨别能力差（如对一种物体的特征、大小、颜色、位置等辨别能力差）		
7	无交往性微笑（即不会与人点头、招呼、微笑）		
8	代词运用颠倒或混乱（你、我分不清）		
9	长时间总拿着某种东西		
10	似乎不会听人说话，以致让人怀疑他有听力问题		
11	说话不符合音调、无节奏		
12	长时间摇摆身体		
13	要去拿什么东西，但又不是身体所能达到的地方（即对自身与物体的距离估计不足）		
14	对环境和日常生活规律的改变产生强烈反应		
15	当与其他人在一起时，呼唤他的名字，他没有反应		
16	经常做出前冲、旋转、脚尖行走、手指轻掐或轻弹等动作		
17	对其他人的面部表情没有反应		
18	说话时很少用"是"或"我"等词		
19	有某一方面的特殊能力，似乎与智力低下不相符合		
20	不能执行简单的含有介词语句的指令（如把球放在盒子上或放在盒子里）		
21	有时对很大的声音不产生吃惊反应（可能让人想到他是聋人）		
22	经常拍打手		

序号	项目	分数	评记
23	大发脾气或经常发脾气		
24	主动回避与别人的目光接触		
25	拒绝别人的接触或拥抱		
26	有时对很痛苦的刺激如摔伤、割破或注射不引起反应		
27	身体表现很僵硬、很难抱住（如打挺）		
28	当抱着他时，感到他的肌肉松弛（即他不紧贴抱他的人）		
29	以姿势、手势表示所渴望得到的东西（而不倾向于语言表示）		
30	常用脚尖走路		
31	用咬人、撞人、踢人等行为伤害他人		
32	不断地重复短句		
33	游戏时不模仿其他儿童		
34	当强光直接照射眼睛时常常不眨眼		
35	以撞头、咬手等行为自伤		
36	想要什么东西不能等待（一想要什么，就马上要得到）		
37	不能指出5个以上物体的名称		
38	不能发展任何友谊（不会和小朋友来往交朋友）		
39	有许多声音的时候，常常捂着耳朵		
40	经常旋转碰撞物体		
41	在训练大小便方面有困难（不会控制大小便）		
42	一天只能提出5个以内的要求		
43	经常受到惊吓或焦虑不安		
44	在正常光线下斜眼、闭眼、皱眉		
45	不是经常被帮助的话，不会自己穿衣		
46	一遍遍重复一些声音或词		
47	瞪着眼看人，好像要看穿似的		
48	重复别人的问话或回答		
49	经常不能意识到所处的环境，并且可能对危险的环境不在意		
50	特别喜欢摆弄、着迷于单调的东西或游戏、活动等（如来回地走或跑，没完没了地蹦、跳、拍、敲）		
51	对周围东西喜欢嗅、摸或尝		

序号	项目	分数	评记
52	对生人常无视觉反应（对来人不看）		
53	纠缠在一些复杂的仪式行为上，就像缠在魔圈里（如走路要走一定的路线，饭前或做什么事前一定要把什么东西摆在什么位置，或做什么动作，否则就不睡、不吃）		
54	经常毁坏东西（如玩具、家里的一切用具很快就被弄破、弄坏了）		
55	在2岁以前就发现孩子发育延迟		
56	在日常生活中至少用15个但不超过30个短句进行交往（不到15句也打"√"）		
57	长时间凝视一个地方（呆呆地看一处）		

要求评定者与儿童长期共同生活。

评分时，对每一项做"是"与"否"的判断。"是"评记 "√" 符号，"否" 不打号。

本表由北京医科专家杨晓玲教授于1989年引进并修订。家长在进行自评时，在符合孩子情况的选项处勾选。因为该量表有具体的评分标准，需要由医疗机构专业人员进行评估。家长可以根据量表的条目内容自行对照，但若是勾选项目比较多，比如超过10项以上，就提示存在孤独症的可能性很大，需要到医院及时就诊，进行专业评估诊断。

附录四：DSM-5之孤独症（自闭症）谱系障碍

孤独症（自闭症）谱系障碍F84.0

A.在多种环境中，持续地显示出社会交流和社会互动方面存在缺陷，包括在现在或过去有以下表现（所举的例子只是示范，并非全部情况）：

1.社交与情感的交互性的缺陷，例如，从异常的社交行为模式、无法进行正常的你来我往的对话，到与他人分享兴趣爱好、情感、感受偏少，到无法发起或回应社会交往。

2.社会交往中非言语的交流行为的缺陷，例如，从语言和非语言交流之间缺乏协调，到眼神交流和身体语言的异常，或在理解和使用手势方面的缺陷，再到面部表情和非言语交流的完全缺乏。

3.发展、维持和理解人际关系的缺陷，例如，从难以根据不同的社交场合调整自己的行为以适应各种社交情境的困难，到难以一起玩儿假想性游戏、难以交朋友，再到对同龄人缺乏兴趣。

B.受限的、重复的行为模式、兴趣或活动，表现为现在或过去有以下表现的至少两项（所举的例子只是示范，并非全部情况）：

1.刻板或重复的躯体运动，使用物体或言语（比如：刻板的简单动作，排列玩具或是翻转物品，模仿言语，异常的用词等）

2.坚持同样的模式、僵化地坚持同样的做事顺序或者语言或非语言行为仪式化的行为模式（比如：很小的改变就造成极度难受、难以转变、僵化的思维方式、仪式化的打招呼方式、需要走相同路线或吃同样的食物）。

3.非常局限的、执着的兴趣，且其强度或专注对象异乎寻常（比如：对不寻常的物品的强烈的依恋或专注、过分局限的或固执的兴趣）。

4.对感觉输入的过度反应或反应不足，或对环境的感受方面不寻常的兴趣（比如：对疼痛或温度不敏感、排斥某些特定的声音或质地、过度地嗅或触摸物体、对光亮或运动有视觉上的痴迷）。

C.这些症状一定是存在于发育早期（但是，直到其社交需求超过了其有限的能力时，缺陷可能才会完全显示出来，也可能被后天学习到的技巧所掩盖）。

D.这些症状导致在社交、职业或目前其他重要功能方面的有临床意义的损害。

E.这些症状不能用智力发育障碍或全面发育迟缓来更好地解释。智力障碍和孤独症谱系障碍疾病常常并发，只有当其社会交流水平低于其整体发育水平时，才同时给出孤独症谱系障碍和智力障碍的合并诊断。

——摘自北京大学出版社《精神障碍诊断与统计手册（第五版）》

附录五：ICD-10之孤独症诊断标准

F84 弥漫性发育障碍

本组障碍的特点是社会人际交往和沟通模式的性质异常，兴趣与活动内容局限、刻板和重复。个体在各种场合的各种功能活动都具有这种弥漫性质异常的特征，但它们在程度上有所不同。多数病例的发育异常始于婴幼儿期，除少数例外，均在5岁以内就已明显。常见（但并不总有）某种程度的一般认知损害，但本障碍只以行为相对于智龄（无论有无发育迟滞）的偏离来定义。对本组弥漫性发育障碍的再分类存在某些意见分歧。

本障碍的有些病例可伴有、也许可归因于某些内科情况，其中以婴儿痉挛、先天性风疹、结节性硬化、脑内脂肪沉积病和脆性X染色体异常最为常见。但本障碍的诊断应以行为特征为依据，不管是否伴发内科情况；不过，任何伴发情况都必须单独编码。如存在精神发育迟滞，亦应在F70－F79单独编码。这很重要，因为并非所有的弥漫性发育障碍都表现出精神发育迟滞。

F84.0 童年孤独症

一种弥漫性发育障碍，在3岁以前出现发育异常和/或受损。特异性的功能失常可见于所有以下三方面：社会交往、沟通和局限的重复行为。男孩发病比女孩高3~4倍。

诊断要点：病前常没有毫无疑问的正常发育期，即使有，3岁以前也已出现明显异常。相互性社交总是有性质损害。其表现方式为对社交情绪线索估价不当，对他人的情绪也就缺乏反应，不能根据社交场合调整自身的行为；不能利用社交信号，对社会、情绪和交流行为的整合能力弱；尤其缺乏社交—情绪的相互性应答。交流的性质损害同样普遍存在。表现为不能应用任何已掌握的语言技能；不能在扮演和模仿游戏中正确地充当角色；在交谈中跟不上趟，缺少应对；言语表达缺乏灵活性，思维相对缺乏创造性和幻想性；对他人的语言或非语言性启示缺乏情绪反应；不能运用语调和语气的变化来适应交谈的气氛；在口语交谈中同样缺乏手势以强化或加重语气。

本状况还以行为、兴趣和活动的局限、重复与刻板为特征。倾向于采用僵化刻板、墨守成规的方式应付五花八门的日常活动；在新添活动、旧有习惯和游戏中都是如此。可依恋某种少见的，通常是不柔软的物体，在童年早期尤其如是。患儿可能坚持履行无意义的特殊常规作为仪式；可能会刻板地专注于日期、路径或时间表；常有刻板动作；常对物品的无功能成分（如气味和质感）产生特殊兴趣；拒绝改变日常生活规律或个人环境的细枝末节（如移动居室内的装饰品或家具）。

除这些特殊诊断指征外，孤独症患儿还常出现其他一些非特异性问题，如害怕／恐怖，睡眠和进食紊乱，发怒和攻击。自伤（如咬手腕）较常见，伴有严重精神发育迟滞时尤其如此。大多数孤独症患儿对闲暇的安排缺乏自发性、主动性和创造性，在工作中也难于运用概念作出决定（即使这些任务是他们力所能及的）。孤独症的特征性缺陷的特殊表现形式随患儿年龄增长而有所改变，但这种缺陷一直延续到成年，类似的问题可表现在更广的范围内，如社会化、沟通和兴趣类型。

孤独症患儿的智商可高可低，但约3/4的病例有显著的精神发育迟滞。

包含：孤独性障碍

婴幼儿孤独症

Kanner氏综合征

F84.1 不典型孤独症

一种弥漫性发育障碍，与孤独症的区别在于起病的年龄，或不能满足孤独症的全部三条诊断标准。发育损害只在3岁以后才表现出来；和/或诊断孤独症所需的三方面精神病理中有一或两项没有明显的异常（这三个方面为相互性社会交往、沟通和局限、刻板与重复行为），但在其他方面有特征性异常表现。不典型孤独症多发生于精神发育迟滞严重的儿童，由于功能极度低下，致使诊断孤独症所需的特定性行为偏离无法表现出来；也可发生于患有严重特定感受性语言发育障碍的儿童。不典型孤独症因此构成有别于孤独症的一种有意义的状况。

包含：不典型儿童精神病

精神发育迟滞伴有孤独症特征

F84.2　Rett氏综合征

一种病因不明的状况，迄今只见于女孩，可根据特定的起病、病程和症状学类型将之区分出来。典型表现为，早期发育正常，随后出现手的技巧和言语的部分或完全丧失，同时有头颅增长变慢，通常起病于7～24个月。手的刻板性扭动、过度换气和目的性手动丧失尤其具有特征性。社交和游戏发育在起初二三年里受到阻碍，但社会兴趣仍可保存。童年中期可出现躯干共济失调和失用症，伴有脊柱侧凸或后凸，有时出现舞蹈样手足徐动症性运动。总是导致严重的精神残疾。童年早、中期经常出现晕厥发作。

诊断要点：多数病例起病于7～24个月。最具特征性的表现是丧失目的性手动和获得性精细运动操作技能。伴有语言发育丧失、部分丧失或缺陷；特有的刻板性扭动或"洗手"样动作，上肢弯曲放到胸前或下颏前；刻板地用唾液把手弄湿；不能正常咀嚼食物；常有过度换气发作；几乎总有大小便失禁；常常过度流涎和伸舌；缺乏社会参与。典型病例中，患儿保持一种"社交性微笑"，注视或凝视他人，但在童年早期不与他人交往（尽管以后会有社会交往）。站立和行走时所占基地很宽，肌张力低，躯干活动常有共济失调，常见脊柱侧凸或后凸。约半数病例到青少年或成年出现脊髓萎缩并伴有严重运动不能。后来可出现强直状态，下肢常较上肢更严重。多数病例出现癫痫发作，常有某种类型的较轻发作，一般始于8岁前。与孤独症不同，故意自伤、复杂刻板的专注或常规动作罕见。

F84.3　其他童年瓦解性障碍

一种弥漫性发育障碍（不是Rett氏综合征），定义为病前有一段正常发育期，病后几个月内，发育过程中所获得的技能在至少几个方面有肯定的丧失，同时出现社会交往、沟通和行为功能诸方面的特征性异常。常有模糊的前驱症状期，患儿变得浮躁、易激惹、焦虑和多动。接踵而来的是言语和语言贫乏与丧失，伴有行为瓦解。有些病儿技能的丧失是持续进行性的（通常在本障碍伴有具诊断意义的进行性神经系统病态时），但更常见的是在持续数月的技能减退后出现平台期，然后稍有改善。预后常常很差，多数患儿遗留严重的精神发育迟滞。本症在多大程度上有别于孤独症还不清楚。有些病例可因伴发的脑病导致本症，但诊断应根据行为特点作出。伴发的任何神经科情况都应单独编码。

诊断要点：至少在2岁前，有一明确的正常发育期；接着是既往获得的技能的确定丧失；伴有社交功能的性质异常。常有语言的严重退化或丧失；还可有游戏、社交技能和适应行为的退化；也常见大小便失禁，有时出现运动控制能力衰退。典型病例可伴有对环境普遍丧失兴趣，刻板的、重复的运动性作态，以及类似孤独症的社交和沟通障碍。此综合征在某些方面类似于成年人的痴呆，但在三个关键的方面有别；通常没有任何可以辨认的器质性疾病或外伤的证据（尽管常疑有某种类型的器质性脑功能失调）；技能丧失后可再出现某种程度的恢复；社会化和语言交流的损害具有典型的孤独症样偏离的性质而不是智力减退的性质。鉴于以上种种理由，此综合征归类于此而不是在F00～F09项下。

F84.5　阿斯伯格氏综合征

本障碍分类学地位未定，其特征为典型的孤独症样相互性社交活动性质异常，同时伴有兴趣与活动内容局限、刻板和重复。与孤独症的根本区别在于没有语言和认知的一般性发育延迟。多数患儿智力正常，但常有显著的行为笨拙；多见于男孩（男女之比为8∶1）。至少某些病例极有可能是轻度孤独症表现形式的变异，但不清楚究竟是否所有患儿都是如此。本症的异常有强烈的延续到青少年和成年期的倾向，而且这种异常似乎是个人特性的表现，不受环境因素的显著影响。成年早期偶尔出现精神病发作。

诊断要点:诊断依据是，不存在任何具有临床意义的语言和认知的一般发育异常，与孤独症相同，同时存在相互性社会交往的质的缺陷和行为、兴趣与活动方式的局限、重复和刻板。孤独症伴有的那种言语交流问题可有可无，但如有显著的语言发育迟滞即可排除本诊断。

包含：孤独症性精神病态

　　　　童年分裂样障碍

　　　　　　——摘自人民卫生出版社《ICD-10精神与行为障碍分类》